脳が言葉を取り戻すとき

失語症のカルテから

佐野洋子
加藤正弘

株式会社 新興医学出版社

本書は一九九八年に日本放送出版協会（現：NHK出版）より出版された
「脳が言葉を取り戻すとき　失語症のカルテから」の復刻版である。

復刻版出版に添えて

本著「脳が言葉を取り戻すとき」が日本放送出版協会から出版されたのは、一九九八年の秋であった。本著は、脳に興味を持つ一般の方、脳科学や失語症の臨床に携わる方、失語症者の家族の方々に広く読んでいただき、この本を読んで言語聴覚士の道へ進んだという若い方も少なからずおられた。この本の執筆中に三〇年来の念願であった「言語聴覚士法」が成立したのだが、当時、世の中には「失語症者を社会全体で支えなければ」という機運が極めて高かったように思われる。そのころ啓蒙的なテレビ放送企画も数多く放映されたと記憶している。

それから長い年月が経過し、失語症に関する研究は進み教科書も数多く出版された。一方「医療保険制度」や「介護保険制度」の中で、言語治療の実施の仕方がさまざまな制約をもつようになり、失語症者のリハビリテーションは発症から短い期間で打ち切られる臨床現場も多くなってきて、じっくりと失語症者とその家族に臨床家が向き合う社会的な機運はともすれば薄れがちとなってきた。失語症の臨床現場が「無機的」になったという声さえささやかれる昨今である。

この社会的な風潮を受けたためか、本著は出版社の都合により二〇一三年春に販売停止となった。

この十数年間に、新たに失語症になられた患者さんの方々とそのご家族、新しく養成校をへて言語聴覚士になられた若い方々、その他失語症者のリハビリテーションに関わりをもつ各種のスタッフの方々は年々数を増している。これら失語症者とその家族の方々はどのような苦しみに陥るのか、それをいかに言語聴覚士をはじめとする周囲の人々は支えて行けばいいのか、また言語機能を回復するということの可能性やその道筋はどのようなものであるのかについて、多くのこれらの方々に、もう一度深く学んでいただきたいと筆者らは強く望んでいる。医療現場に多くの制約がある中でも、少しでも失語症者とその家族を深く支えたいが所以である。

「失語症理論を学ぶ前に、失語症者の心を、まず深く理解していただきたい」という筆者らの希望を、新興医学出版社の林峰子社長、服部秀夫相談役がお聞きとどけ下さり、編集部岡崎真子さんの御努力のもと、この度の復刻版の出版を実現してくださったことは、本当に有難く、心から感謝申し上げたい。

復刻版の出版に際しては、内容的な変更は基本的には行わないこととした。ただし、検査法（主として「標準失語症検査」）に用いている語彙を実際の検査とは異なるものにするべく、少しの変更を行った。また文献リストで各種検査法の著者が「日本失語症学会」となっている部分があるが、これは現在「日本高次脳機能障害学会」と変更されていることなどご了解いただきたい。

「脳が言葉を取り戻すとき」に記した、多くの症例のあり様を多くの方々にお読みいただき、人間洞察を深めて、臨床現場が暖かく包括的なものとなるよう願ってやまない。

佐野洋子　加藤正弘

まえがき

私たちは日々の暮らしで、家族や友人あるいは仕事で出会う人々と言葉を使ってコミュニケーションをはかる。また本を読んだり、考えごとをしたり、知識を学ぶときにも言葉を使用する。美しいものを見た感動もまた、言葉で表現し人に伝える。文化の多くも言葉を通じて継承されたり伝播されてきた。この言葉を司る機能は脳に存在する。しかし、言葉を理解したり書いたり話したりするメカニズムは、いわばブラックボックスであり、容易には窺い知ることができない。そして何気なく用いている言葉が、人の存在にどのような関わりを持っているのか、日常意識することは多くない。

しかし、ある日突然、脳に損傷を負い、人が言葉の機能を失ったとき、これらの問題が一挙に露《あらわ》になってくる。言葉を失ったとき、その人と周囲にどのようなことが起きるのであろうか。言葉を失ったことから浮かび上がってくる問題の大きさに、失語症者のリハビリテーションに携わっている筆者らは当惑しながらも、逆にそこから多くのことを学ぶ。脳が言葉を失い、そして再び脳が言葉を取り戻していく様を書き綴ることを通じて、人間にとって言葉の持つ意味合い、言葉を失ってもなお再び立ち上がっていく人間の姿、そして脳が回復していく経過について、あらためて考えなおしてみたいというのが、本書を書く動機であった。

失語症を起こす原因の約九割は、脳血管障害である。脳血管障害の発生頻度は人口の高齢化に比例して増加し、また若年齢層での発症も目立ってきている。一方、交通事故などによる脳の外傷によっても多数の失語症者が発生しているし、脳外科を中心とする救命医療が格段に進歩したことによって、一命を取り留めながらも失語症、記憶障害、認知障害などの高次大脳機能障害による後遺症に苦しむ人々の数が増えてきている。

平成九年度の厚生省の発表によれば、全国の失語症者の数は、三三万人にものぼるという。現在は失語症者のためのリハビリテーション体制が不備であり、失語症という診断さえ受けられていない人が数多く存在することを合わせて考えるならば、実際にはさらに多数の失語症者が存在しているのかもしれない。そしてこれらの人々が、社会の中でどのような障害であるのかすら理解されずに悩んでおられることが危惧される。

本書では、筆者たちが勤務してきた伊豆韮山《にらやま》温泉病院ならびに江戸川病院で言語訓練を受けられた失語症者の長期間にわたる臨床記録をもとに、そもそも言葉とは何か、失語症とは何かということの解説から始まり、脳が言葉を取り戻す長い経過、そして周囲の人々が失語症者とどのように関わり合っていけばよいのかなどを書き綴ってみたい。症状や患者さんの身に起こった出来事などの記載は、現実のカルテから書き起こしたものである。ただし、患者さんのプライバシーに関わる部分はすべて変えてある。また、本書に登場する失語症検査場面の記載に関しては、検査の本来の使用目的を考慮し、一部言葉を変えてある。

ここで、本書の中で再三登場することになる言語障害のリハビリテーションに携わる職種の名称について説明しておきたい。日本では、言語訓練をおこなう職業は「言語治療士」「言語療法士」、あるいは英米の同種の職種名であるスピーチ・セラピスト（Speech Therapist）の頭文字を取って「ST」などと呼ばれ、これまで正式な名称はなかった。ところが、折しも本書を執筆中の平成一〇年九月に、三〇年来の懸案であった「言語聴覚士法」が制定され、言語訓練に携わる職種が社会の中で正式に位置付けられるようになった。そして、当該業務にあたる者の正式名称は「言語聴覚士」と決定した。ただし、本書では便宜的に、言語聴覚士を簡単にSTと記載することをお断りする。

本書は三部構成になっているが、必ずしも順を追って読み進める必要はない。現在、身近に失語症の方がおり、少しでも早く失語症を理解したいという読者には、第一部第二章および第二部の失語症者の回復過程の記録から読むことをお勧めする。脳の仕組みに興味をお持ちの読者や、これから失語症のリハビリテーションの分野に進もうと考えている諸氏には、最初から読んでいただければ幸いである。

執筆にあたっては、大脳および言語に関する医学的側面についての記載および全体の監修は加藤正弘が、失語症の障害のメカニズムや臨床例に関する記述は同僚の小嶋知幸氏の協力のもとに佐野洋子が主として担当した。

言うまでもないが、筆者らに対して失語症の何たるかを身をもって教えてくださった多くの失語症者の方々の存在がなかったら、本書はとうてい成り立ちえなかったと思う。ここに深謝の意を表したい。

　失語症という障害を一人でも多くの人に知っていただくだけでなく、失語症という障害を通して初めて見えてくる、言葉と人間の奥深い関わり、脳が言葉を取り戻すときの不思議さと素晴らしさなどについても汲み取っていただければ幸いである。

佐野洋子

脳が言葉を取り戻すとき～失語症のカルテから

目次

第一部

脳が言葉を失うとき

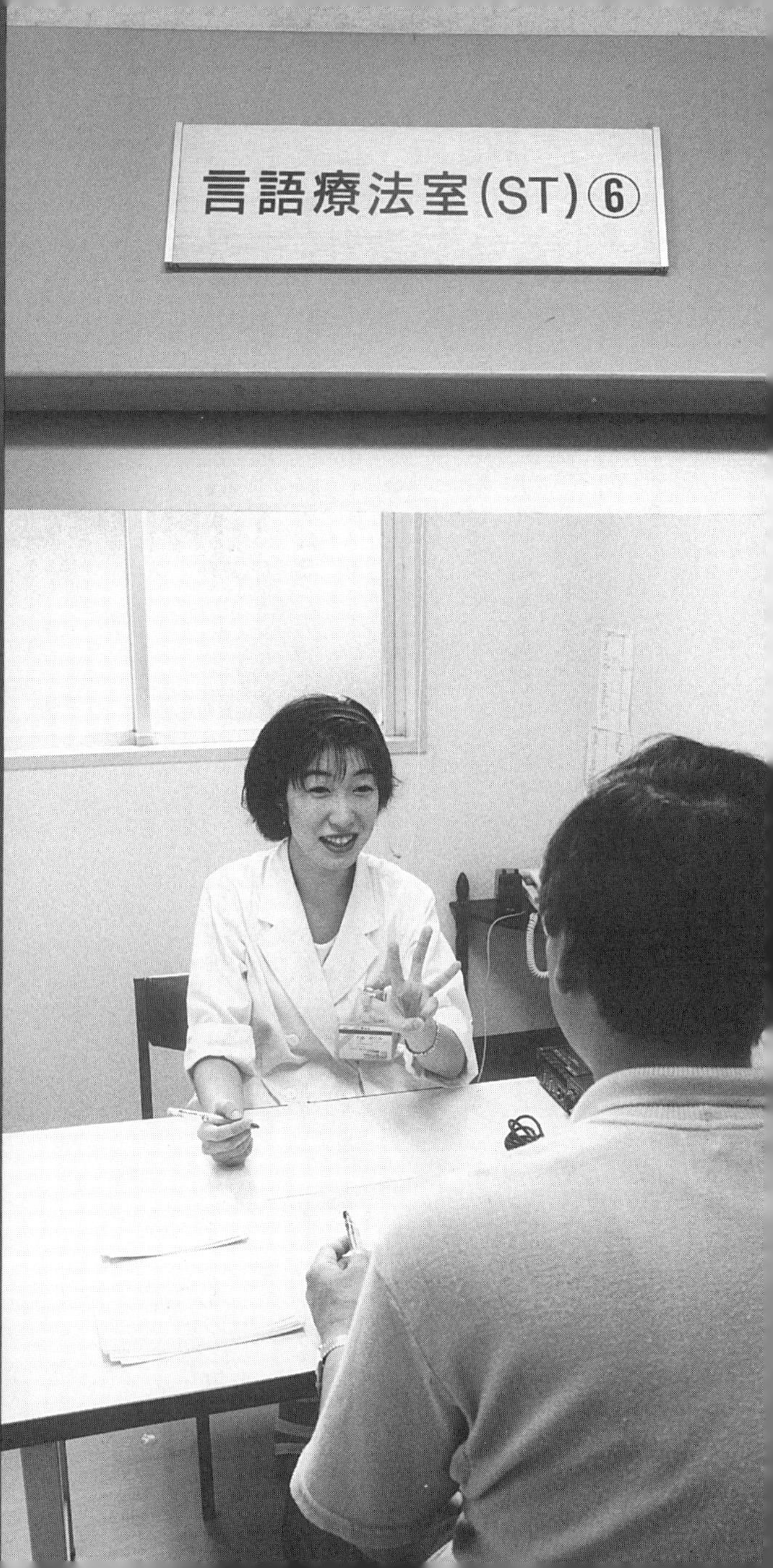

第一章　脳が失うもの

何が失われるのか

本書のテーマは言葉と脳である。ここでの脳とは、人間の精神あるいは人間の存在そのものを象徴するものとして読み取っていただきたい。

本書は、ある日突然、脳が言葉を失ったとき、その人および家族が味わう当惑と苦しみ、あるいは、社会との関わりの中で湧き起こる絶望と諦め、そして新たな発見と希望と再出発といった人間ドラマを縦糸に、一方、いったん失った言葉を、脳が再び取り戻していく脳科学的なプロセスを横糸にして編んだ一枚のタペストリーである。その中で、終始一貫してさまざまな角度から失語症というものを捉えなおす作業を試みた。

ところで、日本語で「失」で始まる単語には、どのようなものがあるだろうか。試しに、手元の『岩波国語辞典』(第五版)を調べてみる。

失業、失敬、失効、失明……

いずれも、意味の解釈に迷う余地のない明快なものばかりである。生計のための職業を失うこと(失業）、人に対し礼や敬意を欠くこと（失敬）、効力がなくなること（失効）、視力を失うこと（失明）。では、失語症は「語」を失うこと、となるのだろうか？　その場合の「語」とはいったい何だろうか？　再び辞書に戻り、「失語症」という見出しを探る。曰《いわ》く、「①（特に、脳の障害により）言葉を忘れたり、正しく言えなかったりすること。「—症」②言い違いをすること。」

なるほど、冒頭に拾い上げた単語同様、明快に定義されている。これで事足りるなら、あえて本書をお読みいただく必要はないように思われる。しかしながら、これから述べるように、失語症で失うものは、実は人間にとってあまりにも大きなものであって、辞書の表記から連想されるような、単なる言葉のど忘れや、言語表現の不適切などではないのである。本書を書き進めるにあたって、まず、失語症においてまさに失う対象であるところの「語」とは何か、言い換えると、失語症になったときに失われる「言葉」とは、われわれ人間にとってどのような意味を持つものなのかについて考えてみたい。

言葉の持つ二つの役割

ヨハネ伝福音書の冒頭に、次のような言葉が書かれている。

太初《はじめ》に言《ことば》ありき。
言《ことば》は神と偕《とも》にあり。

言は神なりき。

ここには言葉の本質が描き出されている。これは、人間にとって言葉なくしてはこの世界は何の意味もなさず、言葉は人間の精神そのものである、という意味である。

ところで、まず最初に言葉があった、とはいったいどういう意味であろうか。

すべての始まりを宇宙の誕生に求めるなら、「太初《はじめ》にビッグバンありき」とでも言うべきだろう。あるいはまた、人類の誕生をもってすべての始まりとするなら、「太初《はじめ》に生命《いのち》ありき」ということにならないだろうか。確かに、自然界（または宇宙）の営みとしてはそうかもしれない。しかし、人間は、単に生命体としてこの世に生まれてきただけでは、本書の主人公である「人間」とはいえない。それは動物の一種としての「ヒト」である。「ヒト」は「イヌ」や「サル」などと同じ動物である。動物にとって、世界の意味はそれほど複雑なものではない。そこには、種としての生命を維持していく上で有益であるか無益または害になるものであるかの二つの意味＝価値しかない。言語哲学者の丸山圭三郎の言葉を借りれば、このような世界の構造は「身分《みわ》け構造」と呼ばれる。本能としての身体で世界を分けるからである。

一方、人間は「身」ではなく、「言葉」によって世界を分節し意味を与える能力を持っている。例えば一～二歳の子供が犬を見て、生まれて初めて「ワンワン」という言葉を発したとき、その瞬間からその子供の意識の中に「ワンワン」、すなわち犬の存在が生まれるのである。もちろん「ワンワン」という言葉が発せられる何ヵ月も前から、その子供の目には時折、犬の姿が映っていたことであろう。しかしそれは、茫洋《ぼうよう》とした外界の一風景に過ぎなかったはずである。ところが「ワンワン」と言葉にしたその瞬間、その茫洋とした外界から「ワンワン」が初めて意味を持った存在として切り取られるのである。と同時に、「ワンワン」と「ワンワンでない物」とが分けられるのである。こうして「人間」は、種の本能とは別の次元で、次々と「言葉」によって世界を分け、世界に意味を与えていくのである。このようにして分けられた世界の構造は、前述の「身分け構造」に対して「言《こと》分《わ》け構造」と呼ばれる。言葉で世界を分けるからである。これによって人間は、「真実／真実ではない」「正しい／正しくない」「美しい／美しくない」など、単に生命を維持していくためだけなら必要のないさまざまな価値基準を持ち、さまざまな文化を持つようになったのである。言い換えると、それが人間の人間たる所以《ゆえん》なのである。

一方、言葉には、すでに存在している事物や観念にラベルを貼る二次的な作用もある。例えば「キャラクター人形の愛称募集」などという広告に見るような、人間にとってすでに意味のわかっている対象に名前を付ける場合などである。われわれの日常的な感覚からすると、「言葉の役割とは何か」と問われたとき、むしろこちらのほうが答えとして当たっているのではないかと思われるかもしれない。しかしこれは、言葉の表層的な役割に過ぎない。言葉の本質は前者のほう、すなわちわれわれを取り巻く環境世界に意味を見出し、区別し、人間独自の文化を作り出していく働きにある。人間は言葉を持っているからこそ、この外界を意味の豊かな世界として認識することができるのである。すなわち言語は、人間が「人間」として世界に存在し続ける上での根本をなすものなのである。

北アメリカのイヌイットは、雪の状態を表現する名詞を百個近く持っているという。一方のわれわれは、粉雪、ぼたん雪、みぞれなど、雪の降る状態を表すための名詞をいくつか持っているが、積もった状態の雪を表現する名詞はほとんど持っていない。このことは、雪の状態を細かく正確に認知する能力に関しては、イヌイットの言語に熟達した人のほうがわれわれより優れているということを示している。また、虹は七色とされているが、赤橙黄緑青藍紫の七つの色のそれぞれに対して該当する名詞を持っている言語は必ずしも多くない。たった三つか四つの色名しか持たない言語もあり、そのような言語を使っている人は、色の名詞をたくさん持つ言語を使う人よりも色の識別能力が劣るという報告もある。

つまり、最初から色彩豊かな世界が人間とは無関係に独自に存在していて、後から現れた人間がそれに対して一つひとつ名前を付けていったのではないのである。人間が言葉で名付けたことによって世界が意味を持って人間の前に立ち現れ、その結果、人間が「人間」として存在するようになったのである。

ご存じフーテンの寅さんの名ゼリフの一つに「数字の始まりが一ならば国の始まりは大和の国、島の始まりが淡路島で泥棒の始まりが石川五右衛門」というのがあったように記憶するが、人間存在にとっての太初《はじまり》はまさに言《ことば》なのである。

言葉を失うとはどういうことか

このような、人間存在の根本を支える言語の機能を、脳が傷を負うことによって突然失う場合がある。この状態を「失語症」という。人間がまさに人間らしくあるために欠かすことのできない「言葉」を失うということは、単にコミュニケーションの道具を紛失するということにとどまらない。それは突然の、世界の変容なのである。ついさっきまでは自明のことであった世界の意味の地図が崩壊し、羅針盤を失った船のように、茫洋とした暗黒の海に漂ってしまうのである。その具体的なありようについては第二部で述べるが、ここで少し医学的な側面から失語症について触れておきたい。

大脳の中で言語機能を司る場所のことを言語中枢と呼ぶ。この大切な言語中枢を傷つける原因の第一は、脳出血や脳梗塞といった脳内の血管の病気である。成人病の発症が低年齢化する近年、若くして失語症になる人もまた増えている。そのほか、交通事故などによる脳の外傷や、脳腫瘍などによっても失語症は起こり、脳外科の救命技術の進歩と相まって、年代を問わない失語症者の増加に拍車がかかる傾向にある。

失語症とはどのような症状であるかを知っていただくために、まずその定義を古典的な教科書から拾ってみたい。日本において失語症の理論を最初に集大成した大橋博司によると、失語症は次のように定義される。

＊臨床症候としては「末梢の受容器官や表出器官の損傷や一般精神症状による言語障害」からは区別され、病理解剖学的には大脳の一定領域（いわゆる言語領野）の器質的病変によって生じる。

＊言語・心理学的には「言語象徴（口頭言語と書字言語）の表出と了解の障害」である。

言い換えると、失語症における言語機能の障害は、聴力障害のために言葉が聞こえなかったり、視力障害のために文字が読めなかったりする状態ではなく、また意識障害や痴呆などの一般的精神障害のために他者とのコミュニケーションに困難をきたしている状態とも異なるということである。また、記憶喪失とも異なる。本書でも、大橋の定義にならって、大脳の一定の場所に存在する言語中枢の損傷によって生じた、言葉の表出と了解が障害された状態を失語症と定義して話を進めたい。

失語症になると、実際にはどのようなことが起こるのであろうか。大橋の定義に見たように、言葉を聞いて理解する能力や文字を読んで意味を理解する能力、また、言葉を話したり、文字を書いて意思を表現する能力が、さまざまな程度に障害される。

それらの諸症状は、私たちが見知らぬ外国に降り立ったという状況を想定してみると、多少なりともイメージしやすいかもしれない。相手の話している言葉がよく聞き取れず、たとえ聞き取れてもその意味がピンとこない。また、意味がよくわからないため相手の言ったことを覚えておくこともなかなか難しいし、言われたことを復唱することもできない。さらに掲示板の記載や、現地の新聞に書いてある内容もよくわからないし、声に出して読むことも難しい。話をしようにも、一つ二つの単語は思い浮かぶが、それをどうつなげればよいのかわからないし、また文字で書き表すのはなお難しい。ただし、周囲で起こっている状況については言葉を介さずとも理解し、判断できることがたくさんあり、その判断はあまり間違うことはない。

ただし、健康な人が外国でその土地の言葉がわからなくて困る現象と失語症者の場合では、決定的に違うことがある。それは、健康な人の場合は外国語で困っても、母国語を用いて情報を収集したり、思考したり、自分の考えを自由に表現することができるが、失語症者はまさにこのことが難しいという点である。

言葉を取り戻す作業～失語症のリハビリテーション

では、いったん失われた言葉を、脳は取り戻すことができるのだろうか。

失語症者が言語訓練を通しておこなう作業は、言語を再び学びなおすこと、すなわち再学習とは根本的に異なる。言語訓練の理論では、失語症を単に「脳の中で言葉が消失した状態」とは考えない。そうではなく、「言葉を自由に外界から脳に取り込んだり、逆に脳から取り出したりすることが困難になった状態」と考えるのである。

その根拠はいろいろある。一つ例を挙げると、失語症者は、例えば目の前に時計が置いてあって「これは何ですか?」と問われると、ある時は苦もなく「時計です」と答えられるのに、次には「えーっと、これは……」と言葉が出なくなることがよくある。これはほんの一例だが、このことを解釈するには、失語症＝言葉の消失とする説では不十分である。なぜなら、言葉が消失したのであれば二度とその言葉は脳内に現れないはずで、言えたり言えなかったりするというのはおかしい。言葉が消失したと考えるのではなく、脳内に存在する言葉を、必要なときに自由に取り出すための神経回路に何らかのトラブルが生じていると考えると、この現象がより明確に解釈できるのである。

したがって、言語訓練は再学習のプロセスではない。以後、本書を読み進めていただくにあたって、この点を是非とも心に留めておいていただきたい。

では、具体的にはどのようなことをおこなうのか。それは第二部で詳しく述べることになるが、一言で言うと、外界から脳に言葉を取り込んだり、脳内から言葉を取り出したりする回路を、直接刺激したり、または迂回路を設けたりして通じやすくするのである。

辞書の説明に見たように「失語症とは言葉を失うこと」といっても、その現れは多種多様である。それは実際の失語症者の症状とその回復過程から考えてみるのがいちばんわかりやすい。失語症における症状の多様性や、多様性をもたらす要因などについては、次の章で詳しく述べることにする。

失語症の分類〜古典論の立場

ここで、失語症の分類という考え方について触れておきたい。

歴史上、言葉を話す能力を失った人間の記載は、古代エジプトのパピルスや、古代ギリシャの医聖ヒポクラテスの文献にまで遡ることができる。しかし現在の考え方につながるような、大脳と言語という視点での科学的な報告は、一九世紀の、それも後半を待たなくてはならない。失語症研究の歴史を詳細に記載することや、諸家の失語症分類をすべて紹介することは本書の目的ではないので、その辺りの事情にご興味を持たれる向きは巻末に挙げた参考書を参照されたい。

一九世紀末から今日に至るまでには実に多くの失語症論が林立し、失語症の分類法も数多く生まれたが、その中で現在でももっとも参照される機会の多いのが、ウェルニッケとリヒトハイムなどによって体系化された古典論と呼ばれるものである。ウェルニッケとリヒトハイムによる一八八四年の失語図式は、失語症の古典分類の概念モデルとしてよく知られている（図1）。

図中のAは言語を聞いて理解する聴覚言語中枢（ウェルニッケ中枢）、Mは言葉を表出するための運動言語中枢（ブローカ中枢）、Bは言葉のもとともいえる思考を司る概念中枢である。このBについては大脳の局在は明らかではない。

このモデルに基づくと、言葉を聞いて理解するのはa→A→B、言語の表出はB→M→m、あるいはB→A→M→m（自分の発話を自分の耳で確かめながらおこなう必要があるので）、人の言ったことをオウム返しにする復唱はa→A→M→m、などという過程を通って機能すると考えられている。そして、それぞれの損傷部位により、特定の失語症型になるという分類がなされている。

このウェルニッケとリヒトハイムの図式とそれに基づく古典論の失語症分類は、現在の認知科学の立場から見ると、複雑な言語の情報処理の仕組みを単純にモデル化しすぎている点で不十分さをまぬがれない。また、現在の言語訓練の立場から見ると、分類が訓練方針の決定に必ずしも意味を持たないという点も否定できない。しかしながら、外界から何らかの情報が脳に入力され、脳内で何らかの処理がおこなわれ、そして何らかの情報が出力されるという考え方は、現在のあらゆる脳科学の基本的な考え方となっている。そういう意味でも古典論は、その後の失語症研究に大きな影響を及ぼし、現在、失語症に関わるわれわれにとってバイブルとなっているのは紛れもない事実である。

現在の考え方〜古典論を越えて

古典的失語症分類が提唱されて以後、多くの研究者によりそれぞれ独自の分類が発表され、研究

障害された場所（図中番号）と、対応する失語タイプ

1　**皮質性運動失語**：運動言語中枢（ブローカ中枢）の破壊によって、自発語、復唱が侵される。言語理解の障害は軽度である。

2　**皮質性感覚失語**：感覚言語中枢（ウェルニッケ中枢）の破壊によって生じる。言葉の聞き取りと理解、復唱が障害される。自発語は豊富であるが言い誤りが多く、内容的に相手に伝わりにくい。

3　**伝導失語**：A→M間の伝導路の破壊のため、復唱が障害される。自発語にも誤りがある。言葉の聞き取りは良好。

4　**超皮質性運動失語**：B→M間の切断により、自発語は減少するが復唱は保たれる。

5　**皮質下性運動失語**：頭の中で言葉を思い浮かべたり、理解したりする能力に障害はないが、自発語や復唱が侵され、運動麻痺では説明できない発語の誤りがある。

6　**超皮質性感覚失語**：A→B間の切断による。音としての言葉の認知はよいため、復唱は保たれるが、意味の理解が障害される。言語以外の一般的知性が保たれることで痴呆とは区分される。

7　**皮質下性感覚失語**：音としての言葉の認知のみが障害される。聴いての理解、復唱のみが障害される。頭の中の言語は障害されないので、自発語は正しい。

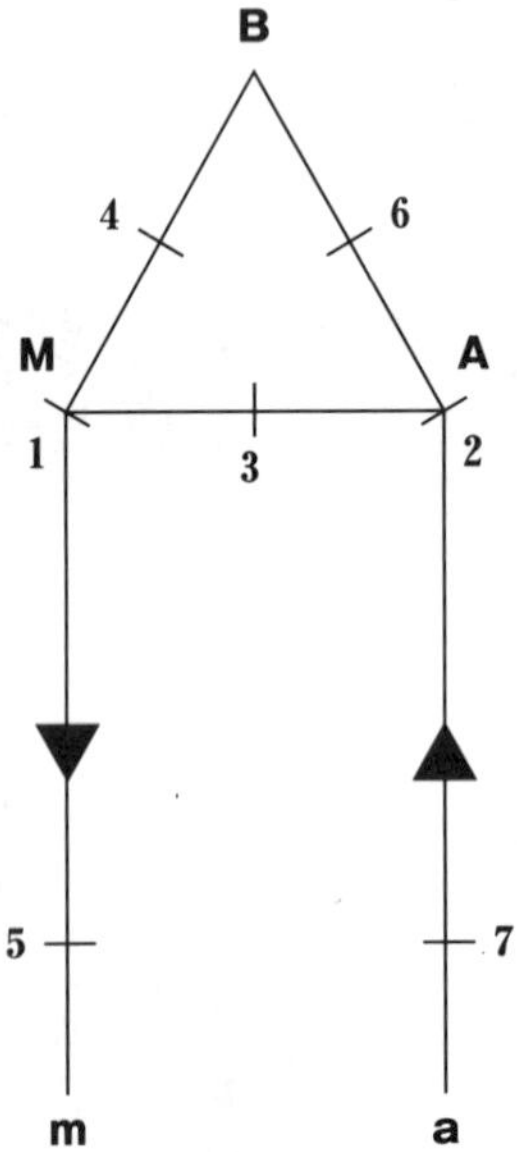

図1　ウェルニッケ－リヒトハイム（1884年）の失語図式と失語分類
大橋博司著「失語症」中外医学社（1967）より改変

者の数だけ失語症分類が存在するといわれるほど混乱をきわめた時代もあったが、やがて失語症に対するまったく新しい見方が登場する。それは、一九四〇年代に世界初のコンピューターが誕生したことと関係がある。コンピューターはその後、単なる「計算機」としてではなく、高性能の情報処理機械として急速に発展し、装置としての能力を発揮するにとどまらず、われわれが人間の大脳を理解する上で新しい枠組みを提供するようになった。脳の研究もコンピューターの影響を強く受け、人間の脳の働きを情報処理と見なしてその仕組みを理解しようとする立場が現れた。これを情報処理アプローチという。一方、コンピューターサイエンスの分野では、コンピューターに人間がおこなうような思考や言語行動などの情報処理をおこなわせようとする研究がさかんになってきた。現在では、このようにコンピューターサイエンスと脳研究の分野が相互に影響し合って新しい知のパラダイムを提供するようになりつつある。それに伴って失語症学にも新しいアプローチがおこなわれるようになってきた。

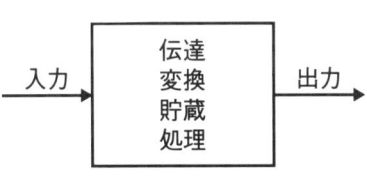

図2　脳の情報処理のボックス表現
大島尚編「認知科学」新曜社（1986）より改変

　情報処理アプローチでは、人間の高次の精神活動を図2のようなボックス(箱)を用いて説明することが多い。この場合、ボックスの中身がどのような仕組みになっているかは問わない。いわゆるブラックボックスといわれるものである。そしてそのボックスが脳内のどこにあるのか、という点についてもあまり問題にしない。大脳のどの場所がどのような言語機能を司っているかということが主たる関心の的であった一九世紀末以来の考え方と比べると、これが大きく異なる点である。ここで問題とされるのは、入力と出力の情報およびボックスの機能である。

例えば言葉を聞いて、その通りに復唱するという処理を考えてみよう。入力情報はほかの人の口から発せられた音声であり、出力情報は復唱する自分の音声である。この入力と出力の間にどのような情報処理がおこなわれるのであろうか。

まず最初に音声をキャッチした脳は、それが単なる騒音ではなく人の声であることを判断する。そして、その声が男の声であれ、女の声であれ、太い声であれ、かすれた声であれ、その音響的特徴の違いにかかわらず該当する日本語の音韻と照合する。ちょうど郵便番号の読み取り機械が、さまざまなクセ字を読み取って数字の照合をするのと同じである。これを「音韻の同定」と呼ぶ。

音韻が同定されると、次は意味との照合に進む。同定された音韻が脳内の語彙の貯蔵庫の中にあるかどうかをサーチするのである。語彙の貯蔵庫の中に見つかれば「わかった。知っている言葉だ」と感じ、見つからなければ「聞いたことのない言葉だ」と感じる。そして言葉の意味が理解されたかされないかは別として、次の段階として、脳の中に音韻として把持《はじ》（記憶機能の中に保つこと）している言葉をその通りに発音として表出する処理に移る。ここでまごまごしていると、把持していることができなくなって情報が消えてしまうこともある。ちょうど公衆電話の前で一〇円玉を探しているうちに、必死で覚えていた相手の電話番号が記憶から消えてなくなってしまうように。そこからさらにいくつかの処理段階をへて、自分の口から先ほど聞き取ったのと同じ言葉が表出されるのである。

このように、脳内の活動を情報処理過程としてモデル化することは、特に失語症の訓練に携わる立場にとっては有益である。患者さんにいろいろな情報を入力してみて、得られた反応、すなわち出力情報をもとにボックス内のどの処理過程が障害されているかを推定することができるからである。障害の構造を推定することは、それに対する有効な訓練方法を考案する上で貴重な示唆となる。古典論に代表される従来の失語分類法では、個々の症状の特徴についての情報は得られても、症状の背景にある障害のメカニズムや、どのように訓練すればよいのか、という点についての示唆は得られなかった。この点で本書のテーマの一つである失語症からの回復を考える上で、情報処理アプローチは重要である。

以後、本書の中で語られる失語症の症状や訓練では、この情報処理アプローチの考え方が基盤となっている。また、この考え方に立脚すると、失語症のタイプに「○○失語」と命名していくことはあまり重要ではなくなる。むしろ、どういう言語情報処理過程のどの段階に障害があるのか、という記載がもっとも有益となる。したがってわれわれは、ふだん報告書などに患者さんの症状を記載する場合には、まず一応、「古典分類に従うと○○失語に近似する」と断った上で、情報処理アプローチの観点から症状を分析的に記載することにしている。そうすることによって、どのような訓練方法が有効かということがおのずと浮かび上がってくるのである。

第二章　失語症を捉えなおす

すでに見てきたように、失語症の捉え方については、時代背景のみならず、失語症のどのような側面に焦点を当てるかによってもさまざまな立場が存在しうる。しかし、いかなる立場に立脚していようとも、次の一点については異論の余地はない。それは、失語症の症状が、「聞く」「話す」「読む」「書く」という言語の基本的な四つの側面すべてに現れるという点である。

本章では、失語症状の現れ方とその障害の仕組みを上記の四つの側面に分けることによって、筆者なりに捉えなおしてみたい。

1　「聞く」～人の話が聞き取れない

石山さんのケース

石山さんは六一歳の酒屋のご主人。軽い脳梗塞を起こして入院して以来、急に耳が遠くなったような気がするという。奥さんが話しかけると、しばしば「えー？　なんだって？」と耳に手を当てて聞き返してくる。仕方なく大声で何回も言ってみるが要領を得ない。どうも話が通じない。脳梗塞で耳が遠くなることがあるのかなと不思議でならない。話しかけてもわかってもらえないので仕方なく、「定期預金の満期の物をどうしますか」と紙に書いて見せると、たちどころに意味を了解して、「半分は三ヵ月、残りは二年の定期預金にするように」と指示してくる。奥さんは「やっぱりなるほど耳が遠いのだ」と納得したが、そのとき静まりかえった廊下を小さな子供がバタバタと音を立てながら走っていくと、「うるさいなあー」とつぶやくではないか。風で窓がかすかに音を立てても、風の音に気付いた様子で振り返り、「風が出てきたのか」と言う。変だな、耳が聞こえないはずなのにと思いながら観察していると、音そのものは聞こえているのに、言葉に限って聞き取りにくいらしいということがわかってきた。

医師の回診のとき、「言葉だけ聞こえないということがあるのですか」と尋ねてみたところ、純音聴力検査という、いろんな高さの音を聞いて聴力を調べる検査をおこなうことになったが、その検査でも特に大きな異常はないとのこと。

次に、失語症の検査をおこなったところ、話す能力や文字の理解、書く能力にはほとんど問題がないにもかかわらず、聞いて理解する問題や言われたことをそのまま繰り返す復唱、書き取りなどといった、耳から言葉を聞くことに関わる検査課題がすべて困難であるということがわかった。

そこでさらに、「語音弁別検査」という、語音あるいは言葉を二つ聞かせて、その二つが同じか違うかを判断する検査をおこなうことになった。

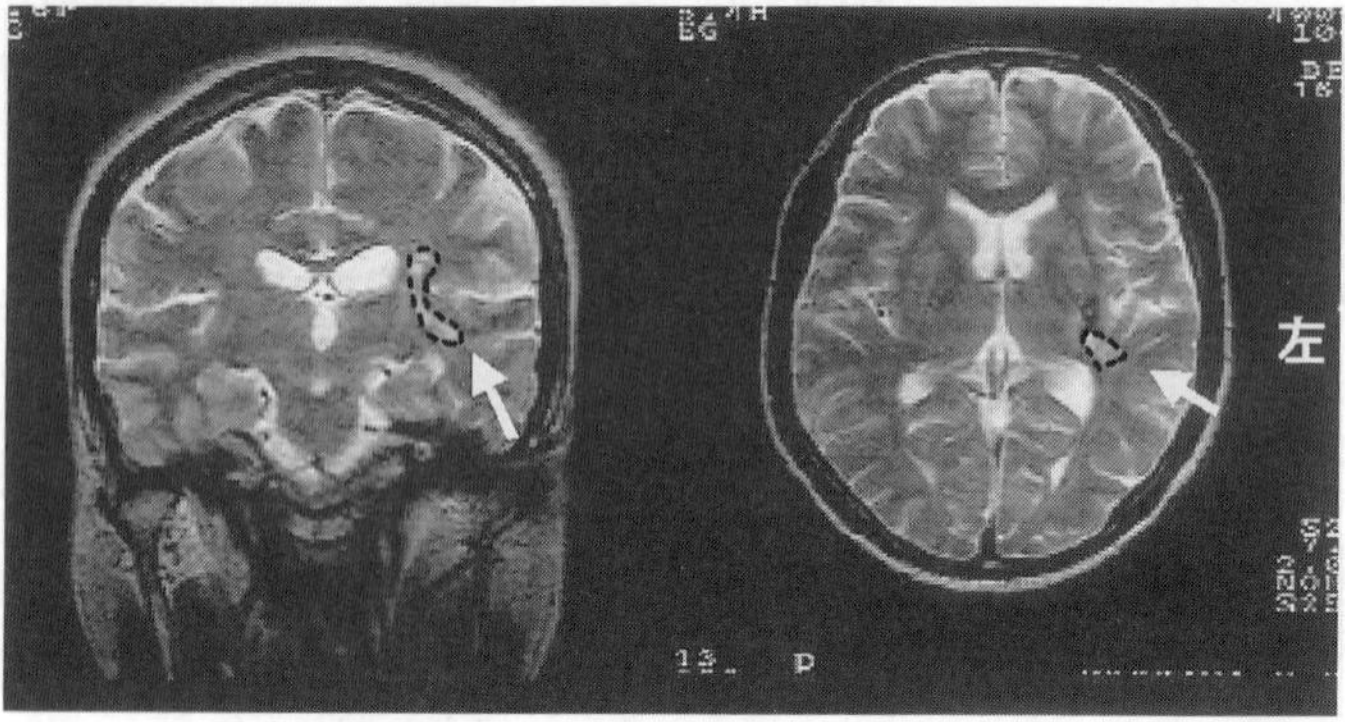

図3　石山さんの病巣（点線内）を、左は正面から、右は下から見た頭部のMRI画像

「か、た」…………「ちがいます」
「と、だ」…………「ちがいます」
「か、か」…………「あれ、ちがうかな」
「たなな、ばなな」…………「ちがうような気もするけど、多分同じです」
「だいや、やいば」…………「ちがう」
「さとね、さとね」…………「ちがいますね」
「とねら、ねとら」…………「これもちがう」

どうも聞いた語音が同じか違うかよく聞き取れないらしく、この検査を終える頃には石山さんは、すっかり疲れ切った様子であった。

このように、物音は聞こえるのに言葉だけ聞き取れず、聞いた語音が同じかどうかの弁別もできない状態に、この後もずっと石山さんは悩まされることとなった。

頭部のＭＲＩ（磁気共鳴断層撮影）の画像では、左の側頭葉という場所のすぐ下あたりに小さな脳梗塞の病巣が認められた(図3)。石山さんと奥さんの努力により、ゆっくり一音ずつ切って話しかけてもらうと少しは聞きやすいこと、よくわかっている話題なら、少々わからない部分があってもだいたいの意味は推察できることに気付き、どうしても聞き取れない場合には文字で書いてもらって意味を確認することで、日常生活は何とか過ごせるようになった。ただし電話は苦手で、発症から一年経過した現在でも決して出ないことにしているという。

言葉の語音がはっきり聞き取れない

このように、話したり、文字を理解したり書いたりする能力はほとんど障害されず、語音の認知だけが冒される症状は比較的稀である。この症状は、言語障害を専門に扱う言語病理学の世界では、言語の音に特異的な聾という意味で「語聾《ごろう》」と呼ばれる。多くの場合、語聾は、しばしばそのほかの失語症状、すなわち言葉を頭の中で理解したり思い浮かべたり、文字を理解したり書いたりする能力の障害に合併して、失語症者のコミュニケーション障害をさらに困難にする。聞いた語音の特徴をしっかりと把握できないわけである。

このような語聾症状は、二つの異なる語音や言葉を聞いてその異同を答える「語音弁別検査」で調べる方法が一般的である。耳に入ってくる語音の特性は、よく学習した言葉についてのみ正しく把握できる。フランス語や中国語の語音でこのような異同弁別検査をおこなったとすれば、脳の機能に問題のない日本人であってもとても難しく、惨めな成績になること必定である。言葉の学習と切り離しては考えられない機能であることがわかる。

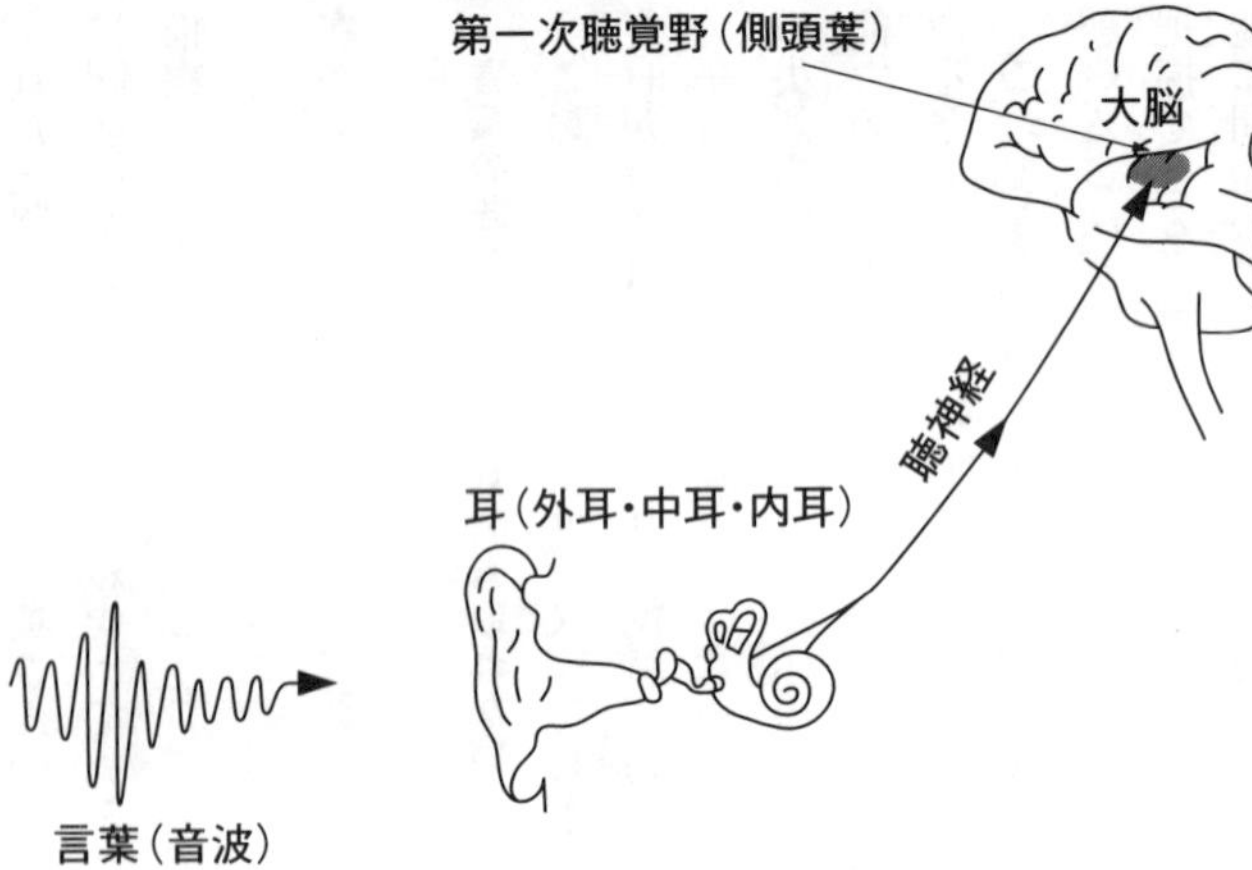

図4　言葉の聞き取りの経路

石山さんの症状をより詳しく理解するために、人間が聞いた言葉を脳が理解するまでのプロセスをモデル化して考えてみたい（図4）。

まず最初に、テレビやラジオからの音声であれ、誰かの口から発せられた声であれ、言葉を「音」としてキャッチする段階がある。その音の入り口がいうまでもなく耳という器官である。細かく言うと、一口に耳といっても外耳《がいじ》、中耳《ちゅうじ》、内耳《ないじ》などの区別があり、その中には鼓膜《こまく》、耳小骨《じしょうこつ》、蝸牛《かぎゅう》などのきわめて微細な器官があって、音はそこを通り抜ける間にエネルギー伝達の効率化がおこなわれ、周波数帯域ごとに区分けされ、さらに空気振動から神経の電気信号へと変換される。いってみれば耳は、きわめて精巧なマイクロホンとイコライザーとアンプの複合体なのである。この部分で障害が生じると、いわゆる「難聴」や「聾」の状態を呈することになる。

耳を通過した後、電気信号は聴神経を伝わって途中いくつかの中継所に立ち寄り、また左右に交叉《こうさ》しながら目指す第一番目の到達点である側頭葉へ向かう。ここまでの過程のどこかに何らかの障害があると、音そのものはかなり聞こえているにもかかわらず、特に言葉の聞き取り能力が低下することが知られている。先ほどの石山さんが言語以外の物音に対しては敏感であったのも、このためである。

電気信号は、聴神経を伝わって側頭葉の内側にあるヘッシュル回というところへ到達する。ここは第一次聴覚野と呼ばれている。石山さんが脳梗塞を起こした場所はこの第一次聴覚野のすぐそばであった。すでにここに到達するまでの段階で、音の基本的な性質である高低、大小、音色などはある程度分析されているが、最終的にはこの第一次聴覚野でより精密な音響分析がなされる。おそらく母音や子音の微妙な違いなども、基本的にはここで分析され聞き分けられているものと考えられる。

では、言葉の聞き取りもここで完了かというと、実はそうではない。この先のことはまだよくわかっていない点も多いのだが、さらに周辺の脳の組織を動員して、より高次の分析がおこなわれているらしい。例えば、同じ「あ」という日本語の音韻のつもりで発せられた音声でも、低い声、高い声、大きい声、小さい声、電話から聞こえる少しひずんだ声など千差万別である。それら一つひとつをただひたすら正確に音響分析したのでは、すべてが異なる音として捉えられてしまうだけである。それでは音声を介した言語コミュニケーションはできない。つまり、全体としての高低や大小やひずみなどを修正して、これらすべてを「日本語の音韻「あ」に相当する音声だ」と判断するシステムが必要になってくるのである。このように、外界から受け取った生の音声が、すでに脳内に学習・記憶されている限られた数の音韻のうちのどれに相当するかを判断する情報処理過程のことを、鋳型照合（テンプレート・マッチング）という。

この鋳型照合はきわめて重要な情報処理であり、音声情報に限らず言語情報処理の至るところでおこなわれている。例えば文字を読む際、筆記体であれ活字体であれ、達筆であれ悪筆であれ、それが日本語の中の、ある特定の文字であると認識する処理過程も鋳型照合なのである。

第一次聴覚野での詳細な音響分析、および第一次聴覚野近辺でおこなわれていると推定される音声と音韻との鋳型照合のプロセスの障害を語聾と考えて、ほぼ間違いはない。具体的には先ほどの石山さんの例にあったように、人から話しかけられたとき、音としては充分感じ取っているにもかかわらず、「えっ？」と聞き返したり、また「「か」という仮名文字を書いてください」と言われたとき、「か、か、か……あっ！「か」ですね」と、ピンと来るのに時間がかかったりするのである。

言葉を耳から聞き取る過程の最後は、鋳型照合を終えた音韻を今度は意味と照合し、その音韻が表す意味内容を汲み取る過程である。ここが障害されていると、この後述べるように「長い言葉が覚えられない」と感じるようになったり、「お名前は？」と問われたときに「オナマエ、オナマエ……オナマエって何だっけ？」という意味理解障害の症状を呈することになる。

人の声が耳に届いてから、その言わんとするところを理解するまでは、実に長い道のりであることがおわかりいただけたことと思う。人から話しかけられている間、脳はこれらの一連の複雑な処理を瞬時に、かつ持続的におこなっているのである。

天田さんのケース

天田さんは、「聞いた言葉を忘れてしまう」としきりに言うタイプの失語症の患者さんである。では、記憶の障害が起こったのかと疑われるが、日常生活で物忘れが目立つわけではない。リハビリテーションのプログラムを書いた病院のスケジュール表に従って、遅れることもなくきちんと訓練に来ることができる。忘れ物をすることもないようだ。視覚的に呈示された絵が何枚覚えられるかというテストでは五枚まではほぼ可能であり、五五歳の成人としては良好な記憶力のあることがわかった。ところが同じテストを、言葉を耳から聞かせておこなった場合、二語ぐらいまでは何とか正解できるが、三語になると混乱してしまって半分も正解できず、四語になると、もうまったくお手上げである。

また、人から言われた文章を、一字一句間違いなくオウム返しにして言う復唱や、簡単な指示に従って動作をする課題でも、「最初のほうは何とかわかるけれど、文の途中からがわからなくなる」と困惑してしまう。ここで天田さんの検査の場面を少し再現してみたい。

文の復唱の検査場面は以下のようであった。

ＳＴ：「では、私の言う通りに繰り返しておっしゃってみてください。雲が白い」
天田：「天……いや、空は……忘れました」
ＳＴ：「では、もう一度言います。雲が白い」
天田：「雲は……白です」

ST：「母親に郵便を出した」
天田：「母親に呼んでいました」
ST：「もう一度言います。母親に郵便を出した」
天田：「母親に電話をしました」

また、指示に従って動作をする検査の場面は以下のようであった。

〔天田さんの前には鉛筆、本、灰皿などの日常的な物品が一〇個並べられている〕
ST：「私の言う通りにこれらの品物を動かしてください。では始めます。眼鏡をとってください」
天田：「眼鏡を?……それからわからない、すみません」
ST：「歯ブラシと灰皿を持ってください」
天田：（鉛筆を持って）「はぶらしってのがわからない」
ST：「櫛《くし》を本の上に置いてください」
天田：（櫛を持って）「あと忘れました」

聞いた言葉を覚えていられない

ところで私たちは、聞いた言葉を記憶するときに、その意味を考えることなく、ただやみくもに音を覚えるのであろうか。もしそうだとするならば、例えばアラビア語でも日本語でも、同じ長さの言葉を覚えて復唱することができるはずであるが、現実にはとうていそうはいかない。実際には、聞いた直後に意味を把握し、その意味の記憶を助けに次々と単語を覚えているのである。日本人にとってなじみのないアラビア語では、意味の理解の助けを受けられない。いわば無意味な音の羅列でしかないのである。このため、知らない言語では、母国語に比べて記憶することが困難になるのである。

これと同様のことが、失語症者の場合にも当てはまる。失語症者がしばしば、天田さんのように「聞いても覚えられない」と言うのを、そのまま「音韻情報の記憶容量の低下」と短絡して考えるわけにはいかない。聞いた音韻情報から意味を把握する作業を即座におこなえないと、その作業にひっかかっているうちに次々と音韻情報が飛び込んできて、処理が追いつかなくなることが推察される。失語症者の場合、耳に入ってきた音声の分析、音韻との鋳型照合、さらに音韻から意味の理解へと至る一連の情報処理の過程における障害の程度に応じて、結果として「覚えられない」という現象を呈するのである。

田沼さんのケース

田沼さんは、三五歳の典型的なモーレツビジネスマン。毎朝七時には千葉の自宅から丸の内の会社へ向かう。一日の仕事が終わるのは、午後一〇時近くになることが多く、家に帰り着いて、急いで食事を取ってからお風呂に入ると、もう日付けは次の日になっている。慢性的な睡眠不足のまま、また一日が始まる。その上、会社で大きな組織改革があり、その仕事で土日にも休めないことが三ヵ月続いていた。若い頃に鍛えた体力に自信があったからか、疲労していることすらあまり自覚していなかった。しかし時々、胸苦しいと感じることがあり、内心まずいなとは思っていたが、奥さんや会社の人に気付かれないように平気を装っていたという。その田沼さんが職場で突然気分が悪くなり、崩れ落ちるように倒れて歩けなくなった。

救急車で運ばれた病院で脳梗塞と診断され、右半身麻痺をきたし、言葉をすべて失った状態でリハビリテーション病院に送られてきたのは、それから三週間後のことであった。

CT画像上では、大脳左半球の言語中枢がほぼ全域、脳梗塞のため損傷されていた。左大脳半球で損傷されずに残っているのは、前頭葉の一部と後頭葉だけで、事態は深刻であった。

ベッドの上の田沼さんに話しかけると、こちらの話しかけとは関わりなく、体を動かし、「えー、それで、それで」など、わずかな言葉で何か苦痛を訴えている様子であった。

「頭が痛いですか？」…………「それで、それで」と言いながらうなずく。
「頭は痛くないですか？」…………またいかにもそうだと言わんばかりにうなずいている。
「おなかは？」…………「それで。そおです」と、またうなずく。

さっぱり要領を得ない。
早速、言語室で、聞いて理解する機能を評価することにした。六個の日常的な品物が描いてある絵を見せて、「時計はどれですか？」と質問すると、六枚の絵をあれこれ眺めた後、自信なさそうに時計の絵を指さした。同じようなことを続けると、一〇問のうち、三問しか正解できない。指さしする図版がモノクロの線画で、リアリティに欠けているために単語の意味と結びつきにくい可能性も考えられたので、はさみや時計など実際の品物を並べて同じような検査をおこなったが、どうも難しいようだ。手でよくさわり、触覚を通じて品物の特性を理解した上で、再び品物を指さしする検査を試みたが、やはり難しいらしく、この障害は、絵や実物が視覚的に認識されないためではなく、言葉の意味を音韻情報から把握できないためだということがわかった。

見舞いに来た弟さんが、何とかわからせようと大声で耳元で話しかけると、田沼さんはとてもいやそうな顔をして、やめてくれというような仕草をする。

声を大きくしたからといって理解が楽になるのではなく、本人にはむしろガンガン響くのか、とにかくいやなことであるらしい。

理解の障害がこれほどに強いならば、どんな会話も成立しないかというと、そうでもない。「田沼さん、お食事ですよ」と看護婦が声をかけると、ニコニコしながら湯のみ茶碗に手をのばして、食事の準備を始める。タオルを持っていき、「体を拭きましょう」と言うと、起き上がってパジャマを脱ごうとする。このように検査の場面よりも、日常の話かけのほうがよく理解されることは、失語症者の日常生活でしばしば観察されることである。言葉の意味を理解するにあたっては、音韻情報だけに頼るのではなく、表情や身振りなどの相手から発せられる狭い意味での言語以外の情報や、その場面の状況などを総合し、「こういうことか」と推察する能力が大きく関わることがわかっている。

われわれでも、言葉のわからない国で買い物や食事をするとき、言葉の意味はまるでわからないけれども、「このワインでいいか」と聞いているらしいとか、ここには入ってはいけないらしいとか、その場の状況から何となくわかる場合があるが、それと似ているのであろう。

では、この田沼さんの聴覚的理解の重い障害はその後、どのような経過をたどったのであろうか。言葉の理解の能力を司っていると思われる言語中枢がほとんど失われてしまったのならば、言葉の理解もまったく回復しないのではないかと思われるが、そうでもないらしい。発病から六週間たった頃から、日常の意思の疎通が少しずつ可能になってきた。六枚の絵から一枚を選ぶという最初におこなった検査を再びおこなうと、今度は一〇枚中九枚正解し、反応もスムーズであった。失われてしまったかに見えた単語の聴覚的理解が可能になったわけである。

言葉の聴覚的理解の障害は、多くの場合、左側の大脳半球の側頭葉から頭頂葉が損傷されたときに起こるということは、これまでの研究でほぼ確かなこととしてわかっている。それでは、左側の大脳半球のこの部分がほとんど失われた人でも、簡単な単語程度の聴覚的理解が回復する事実はどう理解したらよいのであろうか。大脳には、通常は機能していないが、いったん障害を受けると働き始める隠れたシステムがあるのではないかと考えるのはどうであろうか。

単語の意味はどこで理解されるのか

このように単語レベルの聴覚的理解は、言語中枢がほとんど失われてしまった重症の失語症者でも、一ないし二年の経過のうちには、ほぼ可能となる症例が多い。この水準の障害の回復は、二〇代あるいは三〇代の若い失語症者では特に顕著であり、この回復傾向は発症後二ないし三週間しかたたない時期から観察される。発病時の年齢が高ければ回復は鈍いが、失語症検査の「単語を聞いて理解する」課題で一〇問全部正解する症例は、発病後二年半以上たった時点の検査では、八割程度にまで達している。どうしてもこのレベルの回復が認められない人は、重篤な語聾の合併例を除くと、反対側の大脳半球にも病変を認める場合がほとんどであった。

日常的な単語の聴覚的理解の機能の回復は発症後の早い時期から始まることから、言語訓練などによるものとは考えにくい。ただ、発症後間もない時期の回復については、損傷された言語中枢を含む大脳左半球の機能そのものが回復したという可能性も否定できないが、どうもそれだけでは不十分のような気がする。それよりもむしろ、身近で簡単な単語を理解する機能が、損傷をまぬがれた側の大脳半球に潜在的に存在していたと考えるほうが、素直なのではないかと思われる。

このことを実証するため、最近では大脳の局所脳血流量や糖代謝量を測定することによって、脳細胞の活動状況を探る研究がおこなわれるようになってきた。発症直後の時点と、ある程度言語機能が回復した時点の二つの時点で、局所脳血流量や糖代謝量の変化を見るのである。これによって言語機能の回復が、損傷を受けた部位自体の機能回復によるのか、あるいは従来は直接言語機能に関わってはいなかった部位の新たな活性化によるのかがわかるのである。研究はまだ始められたばかりの段階であるため確定的な結論は出ていないが、近い将来この方法によって先述の仮説が立証される日が来るのではないかと期待される。

大脳は、ダメージを受けたときに備えて多くの潜在的なバックアップシステムを持っており、若い症例ほど、障害を受けた後の機能再編成がスムーズにいくのであろう。ここに、高次大脳機能の持つ神秘と限りない広がり、そして回復への可能性を感じないわけにはいかない。

今度は文章の意味がわからない

田沼さんは、単語の意味がだんだん理解できるようになるにつれて、文章の意味もわかることが多くなってきた。病気になって三ヵ月たつ頃には、病院の中では、聞いて理解する機能にそれほど障害があるようには見えなくなった。

「これから言語の訓練にいらしてください」と言われれば、筆記用具などの用意を始めるし、奥さんが来て「上の子が、昨日からカゼをひいてね」と言えば、「熱は?」などと聞く。「こちらの言うことは全部わかるようになったんですけれど、まだ話すほうがねぇ」とその頃、奥さんは見舞いに来た会社の人に話していたらしい。

このように家族は、「こちらの言うことはほとんどわかるんですけど」と過大に評価することが多く、「文章を聞いて理解することが困難である」というSTの報告と食い違ってしまう。田沼さんも、そう簡単には理解する能力が回復しないことが、検査をやってみるとわかってきた。

天田さんのときと同様、机の上に鉛筆、鏡、鍵、灰皿などの日常よく使う品物を一〇個並べて、「はさみと鉛筆の間に灰皿を置いてください」などと口頭で指示する課題をおこなってみると、ほとんどできない。田沼さんは、まずはさみを手にして考え込み、はさみを下に置くと、次に鉛筆を持ち上げてさらに考え込んでしまった。もう一度同じ指示をすると、ああわかったという表情ではさみと鉛筆を両方取り上げ、灰皿の横に置いた。「マッチの上に鉛筆をのせてください」という指示に対しては、マッチと鉛筆を取り出して、全部の道具の上方に置くといった具合である。結局、一〇問の課題のうち、正解は一問に過ぎなかった。

この課題は、多くの失語症者にとって、いつまでも難しいらしい。文章の聴覚的理解能力は、そのほかの言葉の能力、すなわち話す、読む、書くなどが大幅に改善し、失語症の気配があまり感じられなくなった失語症者たちにとっても「治りにくい」課題であり、職業復帰に際しても、最後までネックになる場合が多い。

では、「聴覚的に与えられた指示で物品を動かす」ことはどうして難しいのであろうか。

われわれが「指示により物品を操作する」という課題を実際におこなう場合を考えてみる。「はさみと鉛筆の間に灰皿を置いてください」という指示を聞いたとき、はさみと鉛筆と灰皿の三つが関わることが即座にわかり、「はさみと鉛筆の間」と聞いた時点で、その二つの間の隙間に目が向いて、次に「灰皿」という語を聞いた直後には、灰皿をどの位置へ動かすべきかを理解できる。

ただし、この文章を聞いたときに少しほかのことに気が取られていたり、ぼんやりしていれば、聞いた文章を頭の中でもう一度反復して何を言われたかを確認する必要があるかもしれない。これがもし英語で言われたとしたら、どうであろうか。三個の品物が関与することまでは多少の単語の知識によって何とかわかっても、三個の品物の位置的な関係を確認するためには、文章を頭の中で反復する必要がある。特に文章が長い場合、反復できずに途中でわからなくなって混乱してしまうことのほうが多いのではないだろうか。このように単語の意味さえもすぐには思い出しにくい外国語では、一部の単語の意味を考えているうちに次の言葉を言われてしまうと、「もうだめだ」という状態になってしまう。

これは、すでに述べた「聞いた言葉を覚えられない」という現象と共通した問題である。聴覚的に捉えた音声情報が、脳内の音韻とうまく鋳型照合されない、または鋳型照合されても今度は意味に即座に結びつかないなど、さまざまな段階で情報処理に時間がかかっていたり不完全であったときには、その情報処理にかまけているうちに次の聴覚刺激が提示され、やがて情報処理はオーバーフローしてしまうのである。また、助詞や助動詞によって表現される、品物と品物の関係という文法的な約束事の理解も複雑でわかりにくい。言葉を耳から聞くという情報処理ルートは、本来的にそのような厳しい条件にさらされていると言わなければならない。しかも、先に述べた語聾症状が合併すると、さらに状況は悪くなる。単語の意味が理解できるできないという問題以前に、耳から入ってきた言葉の聞き取りにかなりの負担を強いられてしまうからである。

田沼さんはその後、失語症状が全体的に改善を示し、発症から五年を経過する頃には、もっとも苦手だった「聞き取り」に対する訓練にも耐えられるようになった。通常、田沼さんのような聞き取りの障害の重いタイプの失語症の場合、発症初期には聞き取りの訓練をすることは望ましくない。それは、本人にとってみれば拷問にも似た「苦痛の言語訓練」だからである。まずは聞き取り以外のほかの言語機能を充分に高め、回復したことに対する自信や障害の受容などの精神的な側面が安定した時期になって初めて聞き取り訓練への取り組みが可能になる。田沼さんの場合、われわれが

「そろそろ聞き取り訓練を始めても大丈夫だろう」と判断するまで五年を要した。もっと慎重を期すべきケースもある。それほど失語症における聞き取りの訓練というのはデリケートなのである。

田沼さんには、新聞の短いコラムを教材に選んだ。毎回一話ずつSTがテープレコーダーに録音し、それを家に持ち帰って書き取ってきてもらうことにした。意味理解の障害もかなり回復し、言葉に対するカンもだいぶ取り戻しつつある田沼さんであったが、この宿題には七転八倒したようだった。次に田沼さんの苦労の跡をのぞいてみたい。コラムの一節はこうである。

「(中略)夏は渋団扇《しぶうちわ》であおいでもらい冬は置きごたつに手あぶり火鉢を、と考えた。ところが今の若い人たちは炭団《たどん》を気味悪がり火鉢を部屋の外に出してしまう始末。やむなく冷暖房エアコン付きに改造しました。(中略)」

田沼さんの書き取り原稿の第一稿は、こうだ。

「夏はしぶいちわであおいでもらい、ふいわおちごだつにてやぶりひばちをと、考えた。ところが今の若い人たちはたどんおきみ悪がり、火鉢をへいの外に出してしまうしまう。やむなくいやこんの冷暖房つきにかいぞうしました。」

これをお読みいただければ、失語症者がどのような「聞こえ」の世界にいるのか、ということの一端を窺い知ることができるのではないだろうか。しかも、第一稿と書いたが、実はこのように一応の文の体裁に整うまでに、数時間の格闘があるのである。そもそも語音を聞き取れない。ようやく語音らしきものが聞き取れても、どこでどう区切って解釈するべきなのかがわからない。なんとか区切ることができても、意味がわかるのはところどころでしかなく、そのほかはピンとこない。

発症から五年が経過し、自由会話ではかなり意思の疎通がよくなったと感じられる田沼さんでさえ、こうなのである。失語症者にとっての聞き取りがいかに大変か、失語症者がいざ病院から実社会へ旅立とうとしたとき、いかに「聞き取り」という高いハードルが立ちはだかっているのかがおわかりいただけたのではないかと思う。

2　「読む」〜文字がわからない

笹林さんのケース

笹林さんはクレーンで橋を架ける会社に二四年間勤めてきた。春にはすでに次男が大手の自動車会社に就職し、年末には三年前に嫁いだ長女に初めての子供が生まれる予定であった。そして年が明けた三月には、定年退職が決まっていた。だからその年、平成元年は彼にとってさまざまな意味で感慨深い年になるはずであった。

ちょうど一つ大きな仕事が終わって間もない九月のある朝、いつものように六時に起床し、いつものように仏壇の前に立って手を合わせようとしたそのとき、突然右足の力が抜け、その場に崩れ落ちてしまった。その後のことは記憶にない。気が付いたら病院のベッドに横たわっていた。

病名は脳梗塞だった。幸い身体に後遺症がまったくなかったせいもあり、最初の数日間、彼はなぜ自分が病院にいるのかわからず、腕には点滴の針がささっているのも気付かずにパジャマのまま家に帰ろうとして、看護婦や奥さんを大いに困らせたりした。

一週間ほど経過して混乱が少し治まった頃、リハビリテーションが始まった。笹林さんは、病室を訪れた言語訓練担当のSTによって、奥さんと共に「言語室」と書かれた小さな部屋に案内された。そこは、小さなテーブルに椅子が二つと、別に見学の家族用の小さな折り畳み椅子があるだけの簡素な部屋だった。テーブルをはさんでSTと笹林さんが向かい合った。奥さんが「これから何が始まるのだろうか」と心配げに見守るなか、STと笹林さんのやりとりが始まった。まずSTが自己紹介し、続けて笹林さんに対して簡単な質問をした。

ST：「ご気分はいかがですか?」
笹林：「は、はい、さ、ささばやしです」
ST：「どこか痛いところはありませんか?」
笹林：「はい、行って来ました」
ST：「夜はよくお休みになれますか?」
笹林：「はい、いま行って来ました」

どうも話がかみ合っていないようだった。奥さんは、発病以来、ご主人の頭の中に何が起こったのかについて、脳梗塞という病名は聞いていたが、まだ一週間しかたっていなかったので細かい説明は受けていなかった。このため、「お父さんの頭が変になってしまったのではないか」と感じ、不安を抑えることができなかった。

しかし、対応しているSTはさして驚いた様子も示さず、「あぁ、そうですか」と答えた後、用意してあったB5判のメモ用紙に太めのサインペンで大きく「気分　良?　不良?」と書いて笹林さんのほうへ向け、再度「ご気分はいかがですか?」と穏やかな口調で質問した。すると今度は、「あぁ、これは、こっちです」と「良」という文字を指さした。STは「そうですか、それはよかったですね」と笑顔で答え、「では」と言って、新しい紙に「睡眠　○?　△?　×?」と大きく書いて見せ、「夜はよくお休みになれますか?」と聞いた。すると今度は、「すいみんのことは、これなんですが、これもあります」と言いながら、○と△を指でぐるぐると囲んだ。

何とかやりとりが成立しているようだった。見学している奥さんは、どうして最初の会話がだめで、文字を見せながらになると通じるのかまったく理解できなかったが、ご主人が人と意思を伝達し合うことができるのだということがわかって、ひとまず安心した。

言語室での第一回目のSTとご主人のやりとりを見学した笹林さんの奥さんは、おぼろげながらも「これからは、お父さんに何か伝えるときは、口で言うだけではなく同時に書いて見せるのがいいのだ」と理解し、さっそく息子にもそのことを伝え、自分たちも実践しようと思った。

次の日は朝から雲一つない晴天だった。朝の日差しがまぶしい。朝食をすべて平らげた笹林さんはベッドを少し起こしてテレビを眺めていた。一週間前に比べると随分落ち着いてきたようだ、と奥さんはご主人を見ながら思った。まだリハビリテーションが始まったばかりだというのに何だか急に和やかな気分になった奥さんは、ぼんやりとテレビを見ているご主人に向かって、「お父さん、今度退院したら、お父さんが前から一度行ってみたいって言ってたディズニーランドに行こうね」と言った。

ところがご主人は、それに対して、「いい天気だ」と答えたのである。

奥さんは「違うのよ、お父さん、今度ディズニー……」と声を大きくしようとして思いとどまった。「そうだ、昨日の言語室の先生のように書いて示せばいいんだ」。そこで、広告の裏に大きくマジックで「ディズニーランド」と書き、再び「お父さん、今度ディズニーランドに行こう」と話しかけた。ところが意外なことに、昨日の言語室でのようにはうまくいかない。ご主人は奥さんの書いた文字を見ることは見たが、

「で、で・ざ・ん……」

と読もうとしているようだが、うまくいかない。まったく読めないのでもないらしかった。実際、最初の一文字「で」はあっているし、その後も何となく近いように思われた。しかし、前日の言語室でのやりとりのように、文字の提示によってこちらの質問がすぐに伝わるということはなかった。

「やっぱりダメなのか」

再び奥さんは落胆した。

翌日また、言語訓練に呼ばれた。奥さんも同席した。今回は前回のように挨拶と簡単な会話だけでなく、正式な検査が開始され、前回漢字を使った会話が良好であったためかどうかはわからないが、漢字単語の理解の検査から始まった。ＳＴが漢字単語の書かれた小さなカードを見せ、笹林さんがそれに該当する絵を自分の前に置かれた六枚の中から指さして答えるというものだ。「犬」「山」「机」「電池」「靴」。笹林さんは苦もなく正しい絵を指さしすることができた。奥さんは前日の落胆が吹き飛ぶ思いだった。

次に、仮名単語の理解の検査に移った。やり方は漢字単語のときと同じであった。ただ、見せられるカードに「いぬ」「やま」「でんち」「くつ」などの平仮名が書かれていた。今度は少し考えながらという感じであったが、それでも一〇問中八問に正しく答えることができた。

するとさらに、鉛筆、時計、櫛など、どこの家にもあるような物品が一〇個ほど笹林さんの前に並べられた。そしてＳＴが文章の書かれたカードを見せ、「では笹林さん、今度はこのカードの文章をよく見て、書いてある通りにこれらの物品を動かしてください」と言った。

「これは難しそう、お父さん、できるかしら」と奥さんは思った。案の定、笹林さんはＳＴの説明した内容自体がよくわからないようだった。そこで例題としてＳＴは、「スプーンを取ってください」と書かれたカードを見せ、「いいですか、この文章はこういうことですよね」と言って自分でスプーンを取って見せた。これでようやく笹林さんは自分に何が求められているのかがわかった。

第一問文字カード「灰皿と鉛筆を持ってください」
笹林：灰皿と万年筆を取り上げる
第二問文字カード「鉛筆をマッチの上に置いてください」
笹林：鉛筆とマッチを取り上げる
第三問文字カード「櫛を灰皿の横に置いてください」
笹林：櫛と灰皿を取り上げる
第四問文字カード「鉛筆で灰皿をさわってください」
笹林：鉛筆を取り上げる

一〇問おこなったが、結局一問も正解することはできなかった。どうも文章の中に書かれた物品（名詞）の意味は大まかに捉えているようであったが、物品と物品の関係を表す言葉や助詞の部分が理解できないようであった。

これはどういうことなのだろうか。

失語症と漢字・仮名

失語症というものを知らない人にとってはおそらく意外に感じられるかもしれないが、一般に失語症者にとっては、仮名文字よりも漢字のほうが理解しやすい。その理由は、表音文字と呼ばれることからもわかるように、仮名文字は日本語の発音（専門的には音韻という）を表すためのものであり、それ自体意味を表さないのに対して、表意文字である漢字は意味を持っているためである。したがって、仮名文字で書かれた単語や文を理解するためには、声に出すか出さないかは別として、それをいったん頭の中で音韻に変換してから、さらに意味に変換する必要がある。それに対して漢字の場合には、たとえ「読み」がわからなくてもおおまかな意味を汲み取ることが可能である。これを専門的には、形態／意味直接変換という。

このことは、日本人が中国旅行した場合を想定するとイメージがつかみやすいのではないだろうか。まったく中国語の心得のない人でも、「公共汽車」と書かれてあれば何となく公共の交通機関だろうと想像がつくし、「厠所」とあれば、読めなくてもトイレのことであろうと容易にわかるだろう。

韓国のハングル文字はどうだろう。ハングルは日本語の仮名文字にほぼ対応するような表音文字である。現在の韓国でも、新聞は漢字とハングルを併用した日本の漢字・仮名混じり文に相当する書体である。だから、ハングルを知らない日本人が見ても、漢字だけを拾っていくとおおまかな意味がわかる。これはおそらく、日本語話者の失語症者が日本語の新聞を見たときの状況に近似していると考えられる。一方、町の看板や駅の表示などはほぼ一〇〇パーセントがハングルである。このため、ハングルを覚え立ての外国人にとっては、意味を汲み取るにはまず一文字一文字を音韻に変換していかねばならず、ひどく難渋する。

以上のたとえからもわかるように、漢字は同じ文字であっても仮名に比べて「記号」や「マーク」

に近い性質を備えているのである。そのため、頭の中で言葉を音韻として思い浮かべることが困難になる失語症でも、漢字の理解は比較的障害されにくく、また、障害が重度で非常に回復が難しい失語症の場合でも、漢字の理解だけは回復してくる場合が多い。

その理由には諸説あり、いまだ決定的なことはわかっていないが、有力なのは、漢字の理解がある程度大脳の右半球でもおこなわれているのではないかという説である。つまり、ほかの言語処理機能と異なり、漢字の理解は、大脳の左右両半球に機能が分散されているため大脳の左半球だけがダメージを受けた場合でも障害されにくく、また、左半球の広範囲のダメージによって理解能力が障害を受けた場合でも反対側である右半球が機能の代償をしやすい、というのである。

それに対して表音文字である仮名の読みや理解の能力は、失語症になった場合、頭の中で音韻を思い浮かべたり、音韻を意味に変換する能力の障害とほぼ平行して障害される。したがってほとんどの失語症者は仮名文字を読んだり、仮名で書かれた単語や文から意味を汲み取ったりする能力の障害を呈する。先に笹林さんが、カードに書かれた文章に従って物品を動かす検査の場面で、文章の中に漢字で書かれた物品にはほぼ正しく反応できたにもかかわらず、助詞の部分や「置いてください」「さわってください」などの動詞の部分には正しく反応できなかったのも、仮名文字の部分が正しく音韻に変換されていなかった、要するに仮名のところがわからなかった、ということなのかもしれない。そしてこのような仮名文字を音韻に変換したり、そこから意味を汲み取ったりする機能は、多くの場合、回復が遅れるし、最終的に回復しない場合もある。このことを言い換えれば、仮名文字を操作する機能は漢字の処理のようには右半球ではカバーしきれない、ということなのかもしれない。

見方を変えると、以上のことは、大脳の中には文字を理解する経路が二種類あるらしいことを教えてくれる。だとするとそれは、漢字と仮名を持っている日本語のみに特有の現象なのだろうか。

失語症とアルファベット

では、アルファベット圏の人たちの文字の理解はどうなっているのだろう。理論的に考えると、アルファベットは表音文字であるため基本的にはすべて仮名的に、言い換えると、いったん音韻に変換するという処理ルートで理解される、という解釈が妥当のようである。

しかし、実際にはそうでもないらしい。例えば日常、目にする頻度が高く、かつ意味が具体的でイメージしやすい単語の場合（英語なら、dog、book、coffee など）、アルファベットといえども必ずしも音韻変換を経由しないで、つまり漢字的な形態／意味の直接変換がおこなわれているらしい。このような単語では、失語症によってスペルが表す発音の規則（専門用語では正書法という）がわからなくなった人でもその意味を容易に答えることができる、というようなことがこの十数年、主にイギリスの言語心理学者の研究で明らかになってきている。ちょうど日本語話者の失語症者が、「い」や「ぬ」など仮名一文字一文字が読めなくても漢字単語「犬」の意味が理解可能なのとよく似ている。

それでもやはり、アルファベットが表音文字であることは事実である。単語によっては形態／意味の直接変換がおこなわれるといっても、それはあくまで限られた単語でしかない。また、その単語も個人個人によって異なる。先に述べた文字理解の二種類の経路は、漢字と仮名という二種類の性質の異なる文字を持つ日本語文化圏で生まれ育った人の脳において、より典型的に形成されているものと推測される。

話が難しくなったかもしれないが、ここで述べたかったことを要約すると、文字言語における意味理解という情報処理は大きく二種類に分けられるということである。一つは、文字形態そのものが何らかの意味内容を担っていて、それを見た人間が視覚情報処理によって文字から直接意味を汲み取るプロセス。もう一つは、文字形態が音韻情報を担っていて、それを見た人間がまず文字をいったん音韻に変換し、その後あたかも話し言葉を理解するかのように音韻を意味に変換するというプロセス。そしてこのうち前者、日本語でいうと漢字的な情報処理は失語症になっても比較的障害されにくく、また回復の可能性が高いということである。

だから、仮名ではなく漢字をうまく利用することが、日本語を用いる失語症者とコミュニケーションをおこなう上でとても効果的である。また、言語訓練に際しても日本では、一般に発症初期の障害の重い段階では漢字を多用した教材を用い、かなり回復が進んだ段階に達してから仮名の単語や、漢字・仮名混じり文を読んだり理解したりする訓練を導入するのである。

言語訓練の現場で長く患者さんたちに接していると、障害がきわめて重度で、ほとんど意志の疎通が不可能かと思われるような患者さんとの間にでも、漢字という「強い味方」によってコミュニケーションの扉が開かれたという瞬間を幾度となく経験する。それを思い返すにつけ、漢字を守り続けてきた日本語文化に感謝したくなる。

3 「話す」～言いたい言葉が出ない

失語症と間違われやすい障害

失語症における話し言葉の障害について述べる前に、しばしば失語症と間違われる運動障害性構音障害について触れておきたい。

運動障害性構音障害とは、言葉を発するのに必要な身体の諸器官を司る運動神経の麻痺によって起こる言語障害の一種で、いわゆる呂律《ろれつ》が回らなくなるという状態である。

言葉を発するのに必要な器官とは、具体的には肺、声帯、軟口蓋《なんこうがい》、舌、頬、唇などである（図5）。それから、動かすことのできる器官ではないが、歯や、鼻から喉の奥にかけての空洞も、さまざまな母音や子音を作り出すのに欠くことのできない器官である。言語病理学の世界では、これらをひとまとめにして発声・発語器官という。そして言葉を発することは、「発音」とはいわずに「構音」という。また、これらの発声・発語器官が、食物を咀嚼《そしゃく》して飲み込むための器官とかなり共通していることも忘れてはならない。

人間の身体を正面から見て、真ん中を境に左右に分けた場合、運動神経は、ある例外を除いて左半身では大脳の右半球に支配され、右半身では左半球に支配されている。大脳のそれぞれの半球から出発した運動神経の束は、延髄という場所で交叉して、最終的に反対側の身体の諸器官に到達する。だから、脳梗塞や脳出血などで片方の大脳がダメージを受けると、反対側の手足が麻痺することが多いのである。このように、大脳が身体を左右別々に制御していることを、一側《いっそく》性支配という（図6）。

しかし、これには例外があって、一側性の法則が緩やかで、左右双方の大脳からの支配を受けている都合のいい部位がある。それが発声・発語器官なのである。これを大脳からの両側《りょうそく》性支配という（ただし神経学的に細かくいうと、発声・発語器官の中でも部位によって両側性支配の度合いが異なるのだが、ここではそこまでは立ち入らないことにする）。このため脳梗塞や脳出血などで片側の大脳がダメージを受けても、声帯や舌などは手や足ほどには影響を受けない。したがって一般に、一回の発病で大脳のどこか一ヵ所にダメージを受けただけでは、運動障害性構音障害にはなりにくい。ところが、再発を起こして大脳の左右両側にダメージを受けた場合や、自分でも気が付かないうちに小さい脳梗塞を繰り返す多発性脳梗塞のケースなどでは、明らかな運動障害性構音障害を示すことが多い。

運動障害性構音障害になると、声の

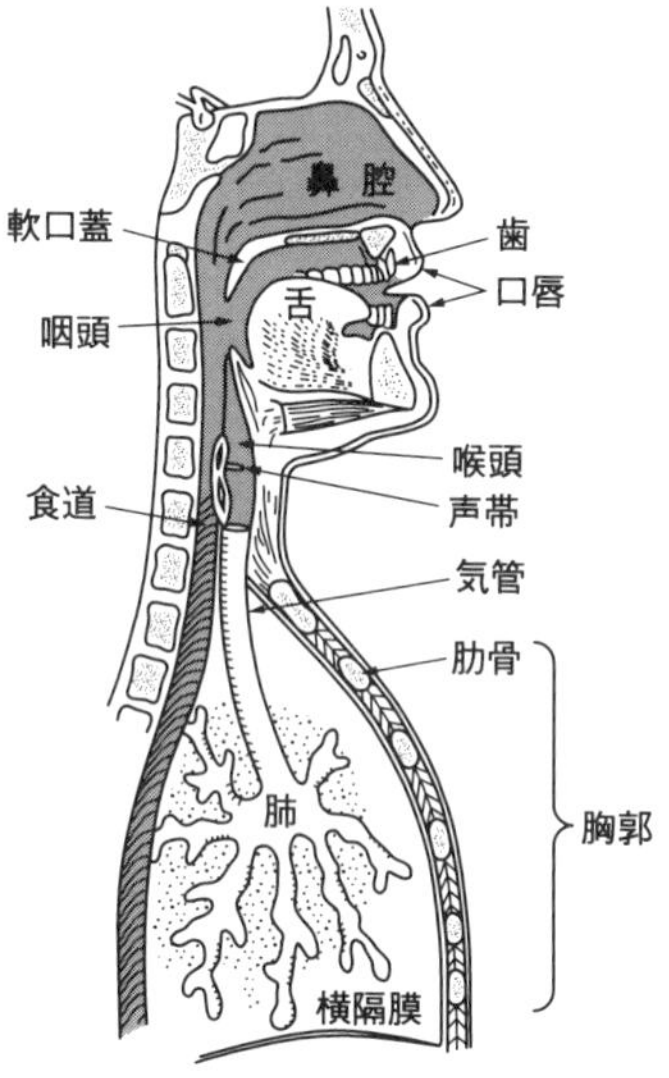

図5　発声・発語器官
柴田貞雄著「運動障害性構音障害」（笹沼澄子編「リハビリテーション医学全書11　言語障害　第2版」）医歯薬出版株式会社（2001）より

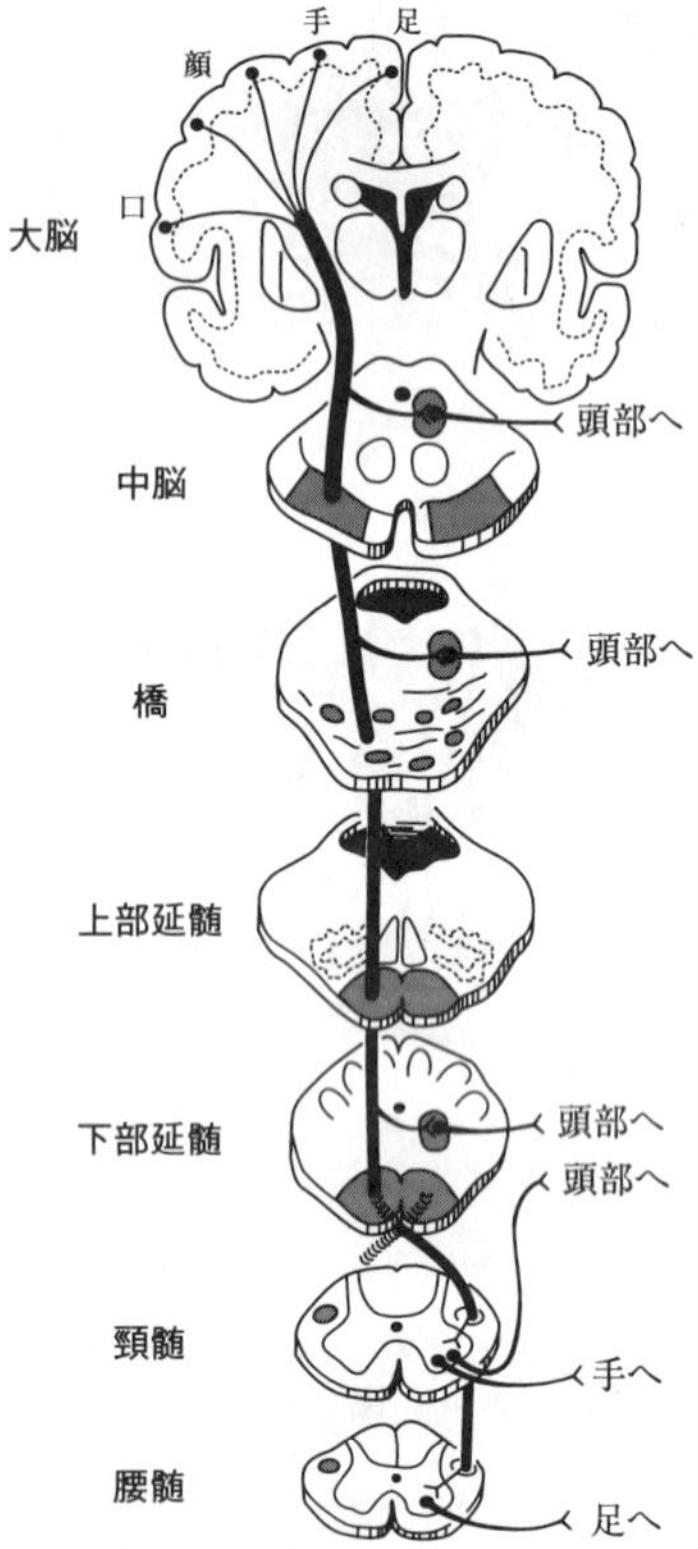

図6　大脳からの神経伝達
杉浦和朗著「カラー版　イラストによる中枢神経系の理解　第3版」医歯薬出版株式会社（1998）より改変

性質が変わったり発音が不明瞭になったりして、会話していてもなかなか相手に意思が伝わらなくなる。重度になると、日本語の基本的な五つの母音である「あ、い、う、え、お」の口の形も作れなくなる。また、食事を咀嚼したり飲み込んだりすることも難しくなる場合が多い。誰の目にも言語の障害が明らかなので、言語障害についての不十分な情報しか持たない人が「これが失語症か」と思うのも無理はない。

しかし、運動障害性構音障害は、同じ言語障害でも失語症とはまったく異なるものである。運動障害性構音障害はいわゆる呂律の障害なので、頭の中で自由に言葉を思い浮かべたり、言葉を用いて考えたりすることには何ら支障はない。文字を書くという点においても障害はないので、思ったことを口に出して言う代わりに書いて表現することができる。また、前節で述べた言葉の理解においても障害がないので、人の言葉を理解したり文字を読んで理解することなどにも支障はない。

それに対して失語症は、単に呂律が回らない、発音ができないというレベルの障害ではない。頭の中で言葉を思い浮かべたり、音声や文字を通して入ってきた情報を特定のコード（言語の規則）に従って解読していくという高度な情報処理レベルでの障害なのである。

このように書くと、運動障害性構音障害と失語症とは混同の余地のないまったく別の次元の言語障害のように感じられるが、失語症の中にも次に述べるように呂律が回っていないような印象を与えるタイプがあって、実際その区別は専門家でないとなかなか難しい。このような紛らわしさは、運動障害性構音障害の患者さんも失語症の患者さんも一同に会する友の会などではトラブルのもとになったりする。みんなそれぞれ自分が言語障害を持っているという自覚はあるのだが、さらに一歩進んで、自分は運動障害性構音障害であるとか失語症であるとかいうレベルまで詳しく理解している人はほとんどいない。そのためほかの患者さんも自分と同じだと解釈してしまうのは当然の心理であろう。

しかし、トラブルはそこから起きる。例えば患者さんが数人のグループに分かれて話し合いをする場面では、運動障害性構音障害の患者さんは不明瞭な発音ながらどんどん喋って失語症の患者さんを圧倒してしまうことが多い。逆に、軽度の失語症の患者さんが発音の不明瞭な運動障害性構音障害の患者さんに対して、「何言っているのかよくわからない」などと言う場合もある。このような会では家族同士にも誤解やトラブルが起きる場合がある。

これらはほんの一例に過ぎないが、失語症の介護にあたる家族、医療・福祉関係者、ひいては社会全体が言語障害に対する理解を深め、情報不足から来る誤解によって患者さんを不必要に追い込むことのないようにすることが、とても重要なことである。

たどたどしく話すタイプと流暢に話すタイプ

本章の冒頭で述べたように、言語には「聞く」「話す」「読む」「書く」の四つの側面があるわけだが、このような、言語の中の一つひとつの機能のことを言語病理学の世界では「モダリティ」と呼ぶことが多い。言葉の障害である失語症になると、当然この四つのモダリティの機能のすべてが何らかの形で低下する。しかし、その障害のされ方や程度は一様ではない。患者さんによって聞くモダリティの障害が強かったり、話すモダリティの障害が強かったり、さまざまである。

同じ言語中枢の障害でありながら、そのような多様性が生じるもっとも大きな理由は、障害された大脳の場所と広さ、すなわち病巣の微妙な違いである。このように書くと、大脳の言語中枢の中で、同じ場所が同程度の広さでダメージを受けると決まって同じような症状の失語症になるような感じがするが、病巣の要因のほかにも、年齢や、病巣以外の部分も含めた脳全体の機能の状態、その人が病前どのような脳の使い方をしていたのかなどをはじめ多数の要因があるため、実際にはよく似たような病巣の人でもかなり違う症状を示すことも多い。脳研究の難しさの所以である。

病巣との対応の話はひとまず置くとしても、各言語モダリティの障害のされ方によって、失語症にさまざまなバリエーションが生じることは事実である。第一章で述べたように、古典論をはじめとして昔から失語症のタイプ分けがいろいろ試みられてきたが、分類した人が失語症のどのような側面に着目していたかによって、その分類法も少しずつ異なっている。

しかし、どの分類法でも失語症を大きく二つのグループに分けるという点ではほぼ一致している。それがここで述べる、「たどたどしい話し方の失語症（非流暢タイプ）」と「流暢に話す失語症（流暢タイプ）」である。実際に何人かの失語症者に会ってみると、いかにも一言一言努力して話しているような印象を与える人と、一見するとどこが言語障害なのだろうと思うほどにすらすらと話しているような印象を与える人がいることに気付く。

結論から言うと、この違いは「構音失行」という症状の有無による。構音失行についての理解は、実際に患者さんを見ていただくのがいちばんで、これを文章で説明するのはいささか難しい。

一言で言うと構音の障害なのだが、前の節で述べた運動障害性構音障害における構音の障害とは異なる。これがなかなか専門外の人にはイメージがつかみにくい点なのだが、ある音韻を構音しようとして大脳が指令を出し、それが声帯や舌などの発声・発語器官に伝わって実際の音響として口から発せられるまでにはいくつかの段階がある。そのもっとも最後の段階が発声・発語器官の筋運動である。そして障害がこの段階で起こった場合が先述の運動障害性構音障害である。一方の構音失行は運動障害性構音障害の段階よりも上、言い換えると、より高次のレベルが障害される場合である。そこが障害されると、脳からの構音運動の命令がスムーズに伝わらなくなる。

この場合、運動障害性構音障害とは異なり、少し変わった状態を呈する。どのように変わっているかというと、その時々によって「うまくいったり、いかなかったり」ということが起こるのである。

例えば今、構音失行の患者さんが「りんご」と言いたいとする。ある時は「ディンゴ」のように構音してしまい、次に言いなおしたら比較的すんなり「リンゴ」と構音できて、ほっとしてもう一回確認しようとすると、今度は「ジンゴ」となってしまったりする、といった具合である。

これをもう少し専門的に説明すると、構音運動の「プログラム（企画）の障害」ということになる。発声・発語運動は、例えば腕の屈伸のような粗大な運動に比べるときわめて精緻《せいち》であって、多くの異なる神経の微妙な協調を必要とする。例えば「りんご」の「リ」一音を発音するにも、どの神経をどんな順序、強さ、タイミングで動かすのかということに関する複雑なプログラムが脳内に用意されていなければならない。したがって構音失行は、個々の神経や筋肉のレベルの障害ではなく、複数の神経群を合目的的に動かすためのプログラムの障害と考えられている。

これに対して運動障害性構音障害は、個々の神経や筋肉の障害によって生じる。そのため運動障害性構音障害の患者さんの場合、構音の「崩れ」がほぼ常に一定している。構音失行の患者さんのように言いなおす度にできたりできなかったり、あるいは違う誤り方をしたりということはない。今の「リンゴ」を例に取ると、最初の「リ」は口の中で舌を軽く上方向にまるめて／r／の構えを作らなくてはならないのだが、運動障害性構音障害の患者さんは、例えば舌の動きが制限されているので充分に舌をまるめられず、／r／が不完全になってしまって「インゴ」に近い構音になることが多い。そして何度構音してもらっても同じようになる。構音失行と運動性構音障害の違いの中核をあえて文章で説明すると、ざっと以上のようになる。

たどたどしく話す大前さんのケース

葛飾区に住む大前さんは六二歳の男性。現在は長男との二人暮らしだ。少し淋しくもあるが、気ままといえば気ままな暮らしを楽しんでいる。二〇代の頃からいろいろな仕事をした末に、最終的には倉庫を管理する会社に勤め、無事に定年を迎えたが、それから一年たった七月のある日、脳梗塞になったのである。

幸い障害は軽く、手足にも後遺症は残らなかったが、失語症が残った。最初は自宅近くの病院に入院し治療を受けていたが、そこには言語のリハビリ部門がないということもあって、三ヵ月ほど経過して内科的にも安定した時点で退院し、その後のリハビリはわれわれの病院でおこなうこととなった。身体の麻痺はなかったので、一人で通院することに支障はなかった。

前の病院の主治医から送られてきた報告書には、かなり重度の失語症であると記載されていた。そこで失語症に関する詳しい検査を開始したのだが、検査を進めていくうちに大前さんは決して「重度の失語症」などではないことがわかってきた。と同時に、それなのになぜ前の主治医の先生が「重度の失語症」と書いたのかという点にも納得がいった。

発症から三ヵ月の間に、大前さんの失語症の回復がかなり進んでいたのかもしれない。というのも検査の結果、言葉を聞いて理解する機能や、文章を見てその意味を理解する機能はほぼ問題はなかった。さらに、思ったことを頭の中に思い浮かべることやそれを漢字・仮名を用いて文章で表現することにもかなりの実用性があると判断された。ところが、構音失行がかなり重症であった。一見すると、まったく話せないかのような印象を与えるのである。たまに何か喋っても、ちょっと聞いただけではまったくこちらには聞き取れないし、こちらから何か質問しても、大前さんは内気な性格なのでわずかに首を縦に振ったり、「アー」と言って（実は、否定の意味で「いやぁー」と言っているのだが）首を横に振ったりするだけなのだ。それに加えて、もしかすると発症から間もない頃は、もっと全体にボーッとしていたのかもしれない。そんなわけで前の病院で、言語障害のほうは専門外であった主治医の先生が「これは相当重症な失語症だ」と感じたのだと思う。

こうして一通り必要な検査を終えて症状を把握できるようになると、われわれは大前さんの言語訓練を開始した。このような患者さんの場合、訓練方針は明確だ。言語機能全体をさらに改善させることはもちろんなのだが、訓練プログラムのメインは構音失行の改善だ。その人にとって構音しづらい音から一つひとつ指導していく。その際、耳から正しい構音を聞いて自分の構音を修正するばかりでなく、鏡を見て自分の口唇《こうしん》の状態を確認したり、場合によっては口の中に特殊なセンサーを貼り付けて、自分の舌が口の中でどんな状態になっているかをモニターで見ながらトレーニングしたりもする。全神経を声帯と口腔《こうくう》に集中させて、混乱した脳からの構音運動の命令を再び呼び戻すのだ。

そんな訓練を開始してから半年が過ぎた。大前さんの構音失行は、初診の頃と比べると見違えるように改善され、一つひとつの音に神経を集中させれば四〜五文節の文章が、聞き手に充分伝わる明瞭度で構音できるようになった。ただし、今でも自由会話の場面になって自分の言いたいことがいろいろある場合には、どうしても構音への注意がおろそかになってしまい、音の「崩れ」にかまわず次々と話そうとすることがある。そんなときにはさすがに構音の明瞭度が低下してこちらに伝わらず、「ちょっと待ってください。もう一度ゆっくり！」と言わなくてはならない場面も多々ある。その点が大前さんのこれからの課題である。

ここで少し、現在の大前さんの発話の様子を見てみたい。大前さんは地区の保健所に通う仲間が中心になって活動している友の会「つつじの会」に参加しているのだが、あるとき、月に一度の定例会の司会を任されることになった。会員はみんな大前さんの失語症のことはよく知っていて、いつも暖かく応援してくれている。大前さんにとっては気のおけない仲間だ。みんな大前さんの失語症がだいぶよくなってきたことを喜び、激励の意味で司会の役を任せようと提案したのだそうだ。大前さんも自信はまったくなかったが、みんなの気持ちに応えようとその提案を受け入れた。われわれ医療スタッフもそのことをとても喜び、全面的に応援することにした。一ヵ月前くらいから緊張した表情になっていた大前さんを励まして、言語訓練の時間に司会の言葉を練習することにした。

すでに述べたように、構音失行における構音の様子を記載することは厳密には不可能である。仮名文字では表記できない微妙な音の変化が頻繁に出現するからである。限界を承知の上で、ここではあえて「それらしい表記」をカタカナで記載してみる。その点、ご承知いただきたい。なお、カッコの中が正しい文章である。また、大前さんの構音の様子は言いなおしの部分も含めてすべて記載する。

〔第九五回「つつじの会」を開催します〕
「ダイ　キュージューオカイ　ツチーノカイヲ　カイサイ　シアス、シマス」
〔新入会員の紹介〕
「シンニュー、センニュー　タイインノ　ソーカイ」

〔三月生まれの方の誕生日紹介〕
「サンザツ　ウマエ、ウマレノ　カタノ　ザンニョービ、サンヨービ、タンゾービノ、ショーカイ」
〔次は楽しい体操です。五十嵐先生です〕
「トシハ、ツイハ、ツギハ　タオシー　タイソーゼス。イナシセンセーデス」
〔閉会の言葉〕
「ヘータイノ　コーバ」

無理矢理仮名表記すると、ざっと以上のようになる。短いサンプルではあるが構音失行の特徴がよく出ているのではないかと思う。

ここから次の三つの点がおわかりいただけるのではないだろうか。一つ目は、構音の間違え方には一見すると何らかの傾向があるようにも見受けられるのだが、実際にはこちらの予想の通りにいつも同じ誤り方をするわけではないということ。二つ目は、あるフレーズが一度うまく構音できても、次に同じフレーズの構音に成功するとは限らないということ。そして三つ目は、構音が正しくなかったとき、自分から言いなおして修正する場合と自覚なしにそのまま先を続けてしまう場合があるということ。

実際はここに表記したような構音の誤りのほかに、通常の仮名文字では表記しきれない微妙な音の歪みや発話スピードの揺れが加わって独特の印象を呈するのである。しかも、そのような「独特さ」も個人によってかなり異なる。このような個人差も、前に述べた運動障害性構音障害にはない特徴である。

流暢に話す笹林さん

再び笹林さんの言語訓練の様子を見学してみたい。

あれから数日後、失語症の検査は続いていた。文字理解の検査は終わって、この日はいよいよ話す検査だった。STが検査用の絵を笹林さんに見せ、「今度は物の名前を言っていただきます。この絵を見てください。これは何ですか？」と言った。笹林さんの斜め後ろに座って見学していた奥さんは、思わず腰を浮かせてご主人の肩越しにその絵を覗いてみた。猿の絵だった。内心、「これなら簡単だわ」と思った。ところが笹林さんは「こ、これはね……ねこです」と答えた。奥さんは思わず声を上げてしまった。

「お父さん、違うでしょ。絵をよく見て」

するとSTは「いいんです、ここは黙ってご覧になっていてください」と奥さんを制し、さらに続けて、「これは猫ではなくて猿ですよね。では、この調子で続けます」と言って、次々に絵を示していった。ところが笹林さんはこの検査では残念ながら二〇問中正しく言えたのは三問であった。

奥さんはまた落胆してしまった。しかし少々腑《ふ》に落ちない点があった。言葉が言えないなら黙っていてもよさそうなものだが、笹林さんはすべての問題に対して必ず何か言うのだ。しかも全然絵と合っていなかったり、また理解できなかったり実在しないような言葉だったりするのだ。

確かに笹林さんは、この検査で「わかりません」とか、ただ黙りこくっていることはなかった。絵を見せられる度に必ず「これは……」と言って、それに続けて何か言った。具体例を示そう。かっこ内が目標とする語である

〔汽車〕「れっと」
〔煙突〕「えんとつ」（正解）
〔財布〕「さいふ」（正解）
〔皿〕「ごはんのおかず」
〔凧〕「とけい」
〔鯨〕「くさり」
〔めがね〕「とけい……わらし」
〔棚〕「いす」
〔ちょうちょ〕「ちょうにん」
〔神社〕「じん……じんき……じんか……かんじです」
〔たぬき〕「た……たぬし……とかく……と」
〔熊〕「しか」
〔障子〕「すくまわし」
〔鏡餅〕「しょうがくの……前作ったんですよ」

笹林さんの構音は、イントネーション、速さ、リズムなど、どれをとってもきわめて自然で普通の人と何ら変わらない。ところが発話の内容が少々首をひねらざるをえないような印象を与えている。前出の大前さんは、発話の内容そのものはかなり正常でありながら構音が崩れていた。これがいわゆる流暢な失語症と非流暢な失語症の違いなのである。

大前さんと笹林さんの発話の症状を観察することから、失語症における「話す障害」に関して次の二つのことがわかる。まず失語症には、話し方がたどたどしく、一見して素人目にも異常を感じさせるタイプと、話しているのをちょっと聞いただけでは障害がわからないタイプがあるということ。次に、失語症になると物の名前や自分の考えたことがうまく言葉に表現することができなくなるが、それは単に言葉が出なくなるだけではなく、目的とする言葉と違う言葉が出てきたり、辞書に載っていない実在しない言葉が出てきたりする場合があるということである。いったい人が言葉を口に出す仕組みはどうなっているのであろうか。

言葉が発せられるまでの長い道のり～呼称のメカニズム

人が思ったことを口に出すまでの間に、脳の中ではどのようなことが起こっているのだろう。このようなことを研究する分野の研究者たちは、失語症になったたくさんの人のさまざまな言葉の間違い方を観察する中で、実に多くのことを学んできた。そこから、たとえ頭蓋骨を取り外して脳を直接眺めることができたとしても（むろんそんなことはできないのだが）決してわかることのない、脳内の言語情報処理の仕組みが次第に明らかになってきた。

現在までのいくつかの研究成果をもとに、人が何かを思ってそれを言葉として口に出すまでの過程を、第一章で述べた情報処理アプローチの考え方に立ったモデルになぞらえてたどってみたい。ここでは話を単純化するために、自発的に何かを思い浮かべるのではなく、先ほどの笹林さんの検査のように、絵を見せられてその名前を言う場合を想定したい。ちなみに、このように実物や絵など眼前の物の名前を言うことを「呼称」という。

例として、「とうもろこし」という六つの音韻からなる単語の呼称を考えてみる。今、目の前にとうもろこしの絵または写真（もちろん実物でもかまわない）があるとする。「これは何か」と問われた場合、通常なら「トウモロコシ」と言い終わるまでに一秒とかからないだろう。しかし、とうもろこしの絵を見てから「トウモロコシ」と言うまでには、実は脳の中での長い道のりがあるのだ。

まず、とうもろこしの絵が大脳で正常にキャッチされると、「これは知っている、食べる物、夏、茹でる、塩、緑の皮、さくさくした歯ごたえ……」など、この物体にまつわるさまざまな経験的記憶が「イメージ」として頭の中に湧き上がる。ただし、この段階ではその内容はあくまで「イメージ」であって、まだ言葉として明確ではない。言語化される以前の段階である。このような外界の対象物に関する「イメージ」のことを哲学では古くから「表象《ひょうしょう》」と呼んでいる。これはドイツ語のVorstellungの日本語訳で、語源的には自分の前に立ち現れた物というような意味である。

言語を獲得した人間の脳内には、このような外界から受け取るさまざまな「イメージ」、または「表象」に対応する言葉の「リスト」が備わっていると考えられている。この「リスト」はよく、国語辞典や英和辞典などの辞書になぞらえて考えるとわかりやすいためか、「脳内辞書」とか「心的辞書」などと呼ばれている。ただし、この脳内辞書または心的辞書には、一つひとつの単語に関する情報がコード化されて管理されていると考えられる。とうもろこしの「イメージ」で満たされた脳は、次に脳内辞書の「とうもろこし」という単語の情報を管理しているページをめくるのである。ページをめくるという表現はあくまで比喩的な表現であって、情報処理科学の分野ではこれを「アクセスする」という。つまり脳が、自分の持っている脳内辞書内のある見出し（エントリ）にアクセスするのである。

脳内辞書の「とうもろこし」の項には、この語に関する情報がいろいろ書かれている。具体的には、意味に関する情報や、漢字や仮名など文字についての情報や、音韻についての情報などである。呼称する際にわれわれが欲しいのは、「とうもろこし」という単語の音韻に関する情報だ。当然、脳内辞書には、この単語が日本語の音韻リスト（つまり、頭の中の五〇音表のようなもの）の中から、どの音韻をどういう順番で取り出せばよいかということも示されている。そこで次にその指示に従って、脳内の音韻リストの中から一番目に「と」、二番目に「う」、三番目に「も」……という具合に音韻を選択して脳内に並べていくのである。

この先の処理は発声・発語器官の運動の中枢がおこなう。正しく並び終わった音韻は、今度は発声・発語器官の運動指令センターに送られる。このセンターには、日本語におけるあらゆる音韻の組み合わせに対応する運動プログラムが用意されていて、「と・う・も・ろ・こ・し」という音韻の並びをスムーズな構音に実現させるためのプログラムを実行する。そして最終的にそのプログラムに従って発声・発語器官が働いて「トウモロコシ」という言葉となって現れるのである。実に長い道のりであることがおわかりいただけたかと思う。

「講釈師、見てきたような……」ではないが、これを読んだ人は、「そんなことがどうして断言できるのか」と思われたことと思う。確かに右に説明したことはあくまでも一つの考え方であって唯一絶対の真実ではない。しかし、かといってまったくのあてずっぽうでもないのである。このようなモデルは、多くの失語症者が実際に示す言葉の言い誤りを説明する目的で考案された説明概念の一つなのである。

では次に、失語症者が示す言葉の言い誤りが、どのようにしてこのモデルによって説明されるのかについて述べたい。

失語症の言い誤りのメカニズム

失語症の人の呼称における言い誤り方には、大きく四つのパターンがある。

一つ目は、「うーんこれは……」と絶句してしまい、言葉が出ない場合。

二つ目は、実在しないような言葉での反応。例えば「とうもろこし」に対して「にぽきすら」のような場合。これは「新造語」とか「語新作」などといわれる。

三つ目は、実在する別の単語に置き換わってしまう場合。例えば「とうもろこし」に対して「白菜」とか「トラック」など。このように、語がまるごとほかの語に置き換わってしまうことを語性錯語《さくご》という。

この語性錯語には、「白菜」のように、目的とする語（この場合は「とうもろこし」）に対して意味的に近い距離にある語、または同じ意味カテゴリーに属する語を発する場合と、「トラック」のように一見何の意味的関連もない語を発する場合とがあるが、どちらがより正解に近いか、つまり「おしい」間違いであるかということになると、なかなか難しい問題である。確かに、常識的に見ると、「とうもろこし」に対しては「トラック」より「白菜」のほうが意味的に距離が近い感じがするし、実際、言語学の世界で単語を項目ごとに整理した「分類語彙表（シソーラス）」というリストでも、「とうもろこし」と「白菜」は共に「野菜」の項目の中にまとめられている。だから同じ語性錯語による言い間違いであっても、「トラック」より「白菜」のほうに高い点をあげたいような気になる。実際そのように解釈する言語病理学者もいる。

しかし、一概にはそうも言えないのである。常識的または言語学的には距離の遠い語同士であっても、その人個人にとっては強く結びついている語というものがある。例えば毎日、仕事でトラックにとうもろこしを積んで運んでいた場合などである。また、特定の語同士がある特定の文化を共有する集団だけにおいて緊密な結びつきを持っているという場合もある。「かぼちゃ」と「馬車」などがいい例だろう。

そして四つ目は、目標とする語を構成する音韻が入れ替わったり、一つだけ異なってしまう場合である。例えば「とうもろこし」に対して「とうもころし」とか「とうもらこし」など。このような言い誤りのことを、先の語性錯語に対して字性錯語という。これは失語症の人のみならず、言語獲得途中の幼児の発話を観察していても意外に多く見られる言い誤りである。例えば、「おすべり（滑り台のこと)」が「おすれび」、「プレゼント」が「プゼレント」になるなど。失語症ではない一般の人でも、早口言葉を言っているときにこの手の誤りが出現することがある。例えば、「なまむぎなまごめ」が「なまぐみなまもめ」になるなどである。

また、聞き慣れない外来語をいい加減に覚えている人などにも見られる。卑近な例だが、病院で特に高齢の人が、「リハビリ」のことを「リハリビ」とおっしゃっているのをよく耳にする。

さらに、外国語同士で同じ意味を表す語の音韻が入れ替わっているという現象もある。例えば、スペイン語で「良い」という意味を表す「bien(ビエン)」はお隣りのポルトガル語では「bem(ベイン)」、「~もまた」という意味を表す「tambíén(タンビエン)」は「também(タンベイン)」になっている。これはおそらく、親戚同士の関係にあると言われているスペイン語とポルトガル語が成立していく過程のどこかで、〔ie〕と〔ei〕という音韻の入れ替わりが生じたものと推定される。

これらがすべて同じ理由で生じているのかどうかは不明だが、身の回りのこのような言語現象を観察するにつけ、失語症は正常な言語とまったく異質のものなのではなく、連続的なものなのではないのかと感じることがある。

脳内の言語情報処理

これら四種類の誤り方のうち、脳内での言語情報処理を考える上で貴重な示唆を与えてくれるのは後の二つ、すなわち語性錯語と字性錯語である。失語症に特徴的な言い誤りである語性錯語と字性錯語が生じる仕組みを、どのように考えればいいのだろうか。

まず語性錯語だが、前項で述べた呼称のメカニズムを思い出していただきたい。対象物が視覚情報として認知され、言語以前の段階としてのその対象の「イメージ（表象）」が脳内で活性化された後、脳内辞書を検索してその「イメージ」に対応する「語」のページにアクセスすると述べた。もしこのとき、何らかのトラブルで隣のページにアクセスしてしまったら、どうなるだろうか。そこには「とうもろこし」という単語に関する情報ではなく、「白菜」という単語に関する情報が記載されているとする。そしてそこから先の情報の転送は正常に機能したとすると、「白菜」に関する音韻を正しく選択・配列し、正しい構音運動プログラムに従って「白菜」と呼称してしまうことになる。

では、字性錯語の場合はどうか。この場合は、脳内辞書を検索し該当ページへアクセスするまではうまくいったと考える。しかしその後、該当する音韻を選択・配列する段階でトラブルが生じるのである。例えば四番目の音韻「ろ」と、五番目の「こ」の順番が入れ替わってしまったり、四番目の音韻「ろ」の代わりに「ら」を選んでしまったり。そしてその後の構音運動のプログラムは正常に機能して、結果として「とうもころし」とか「とうもらこし」という字性錯語が生じると考えるのである。

このように、失語症者が示す言葉の誤り方を通して、脳の中でおこなわれている言葉の情報処理の様子が徐々に解明されてきている。ただしそれは、残念ながらまだまだ単語レベルの段階である。それも、名詞を中心とした研究の成果である。同じ単語でも動詞や形容詞、副詞などが脳内でどのように想起されているのかという点については、まだあまり研究されていない。

その理由の一つに、条件の統制が難しいということが挙げられる。失語症の患者さんの言い誤りを調べる際に、名詞ならそれを絵にして患者さんに見せて「これは何と言いますか？」と尋ねることは比較的容易である。常識的に見てよく描かれている絵なら、誰が見ても同じ意味を汲み取ってくれるであろうからである。

ところが、動詞や形容詞の研究をしようとすると、ことは少々やっかいになる。例えば、「歩く」という動詞を失語症者がどのように表現するかを調べようとすると、どんな検査用具を作成すればよいのだろうか。すぐ思いつくものとして、男の人が歩いている絵を作るという方法がある。ところが実際には、この方法ではなかなかうまくいかない。絵を見せて「これは何をしているところですか？」と尋ねても、こちらの欲しい情報が得られない場合がある。「これは……男の人だね」とか「こっちのほうへこう……やってるね」などと、その人が本当に「歩く」という意味で言葉を表出しようとしているかどうかの確認が難しいのである。その都度こちらが「いやそうではなくて……」などと声を荒立てていたのでは、検査にも何もなったものではない。

しかし、動詞の場合はまだいい。「大きい」「こわい」「低い」などの形容詞や、「とても」「やっぱり（やはり）」などの副詞は、いずれも日常きわめて頻繁に登場する基本的な日本語であるが、検査道具を作成するとなると、考えただけでも頭が痛くなってしまう。

以上のような事情から、形容詞や副詞などに関する研究が皆無というわけではないのだが、単語の研究はどうしても名詞が中心にならざるをえないのである。この点を打破することが、失語症研究者の今後の課題の一つである。

また、助詞、助動詞、接続詞などを含む文章単位での言語表出に関する研究もまだまだである。

文章になると、言い誤りの分析がさらに難しくなる。

例えば助詞に関することでいうと、男の人がお箸《はし》を持ってご飯を食べている絵を見て、「これはご飯　で―食べています」と失語症者が言った場合、「助詞の誤り」と解釈されることが多い。助詞を誤って選択したという意味で、このような発話は昔から「錯文法」と呼ばれてきた。

しかし実は、これを助詞の誤りと断定するにはいささか証拠不足である。なぜならその場合、「お・箸・で―食べて　います」と言おうとしたのかもしれないからである。もしそうだとすると、助詞は正しく、名詞を言い誤ったことになる。

一方、同じ絵で「ご飯　食べる」とそっけない言い方をすると、それは「助詞の脱落」と解釈されてしまい、文法機能を失ったという意味で「失文法」と呼ばれてきた。

これも早計な解釈である。

一般の人の自由な発話を集めた二〇万語以上からなる膨大なデータベースを調査してみると、話し言葉の中で助詞というものは、実に多くの場合に省略されていることがわかる。特に格助詞「を」の省略は顕著である。そのような、失語症ではない一般の人の助詞の脱落した発話もすべて「失文法」であろうか。むろんそんなことはない。真の意味で「失文法」であるかどうかは、脳の中で助詞が失われているかどうかにかかっている。話し言葉だけからその有無を判断することはできない。だから失語症者が発話の中で助詞を欠いていたとしても、それだけで「失文法」と断定することはできない。書かれた文を検討したり、助詞に関する多角的な検査をおこなってみなくてはならないのである。

話し言葉は、脳内で組み立てられた「完成された文」がその場の「状況」に応じてさまざまに変化し、最終的に発声・発語器官から発せられた結果に過ぎない。「状況」というのはさまざまである。発話者が家族相手に話しているのか、テレビカメラの前で話しているのかといった場面的状況や、急いでいるかどうかといった心理的状況、歯が痛くてたまらないのでできるだけ短い言葉で用を済ませたいといった肉体的状況などである。

ひところ会話の少ない夫婦間のコミュニケーションの代表として挙げられていた「メシ、フロ、ネル」などの「一語表現」はどうであろうか。それぞれ脳の中では「メシにしてくれ」「風呂に入る」「俺は寝るぞ」というような助詞付きの立派な文ができ上がっていたはずだと考えるのは、亭主関白の肩を持ちすぎであろうか。話しがあらぬ方向へ行ってしまったが、このように対象が文になると、一つの現象に対する解釈が一つではない場合が多くなる。それが、失語症における文の誤りの研究を難しくしている点の一つなのである。

統語理論から談話理論へ

そもそも人間が文章を発するとき、まず最初に個々の部品である単語を一通り頭の中に揃えておいて、しかるのちに文章として正しく成立させるべく一つひとつ並べていくのか、それとも、これから発する文章の設計図のようなものがまず最初に頭の中に作られて、次に設計図の指示に従って実際の単語を当てはめ、必要に応じて活用などの変形をさせていくのであろうか。また、もしそのような文章構築のための設計図を作成する装置が脳内にあるとしたら、それは各国語ごとに異なるのか、それとも人間という種に特異的かつ共通しているものなのであろうか。このような問いに対して答えを与えてくれる学問を統語理論という。

統語理論は一九五〇年代からアメリカの言語学者チョムスキーを中心に飛躍的に発展した。統語理論によって、子供の言語獲得の仕組みや、大人が文章を頭の中で構築していくプロセス、地球上のさまざまな言語における文法構造上の共通点と相違点などが次第に明らかになってきたが、残念ながら失語症における文構造の障害について明確な答えを提示してくれるまでには至っていない。今後の研究が大いに期待されるところである。

さらに、文章レベルの研究も、ただ一つの文を独立した対象として扱うなら統語理論の範疇《はんちゅう》だが、われわれの実際の言語生活は常に何らかの前後の脈絡の中でおこなわれている。つまり、文章がただ一つで完結しているということはありえない。自由会話や人前でのスピーチといった話し言葉でも、日記や手紙などの書き言葉でも、人間のひとまとまりの言語活動は必ずいくつかの文章からなっている。それは失語症になっても同じである。そうなると、「誤り方」の幅や種類もずっと多岐にわたることになる。一つの文を扱っている場合なら、「これは助詞の誤りだ」「いや名詞が違っているだけだ」などと議論していれば済んだが、複数の文章からなるひとまとまりの発話となると、そうはいかなくなる。例えば、「一つひとつの文章はそれなりに意味が通じるのに、文と文のつながりが不自然だ」とか、「この代名詞は何を指しているのかよくわからない。前の文のこの単語だろうか、それとも次の文のこの単語のことを言っているのだろうか」などという不都合が出てくる。

実際われわれも、軽症にまで改善した失語症者には「まとまり」としての文の表出力を高めるために、セリフのない四コマ漫画にストーリーを付けることや、日記を書くことを宿題にすることがあるが、そこでまさにいま述べたような問題にぶつかるのである。主語もある、述語もある、助詞もある。それなのに全体として何とも言えぬ不自然な仕上がりになっていることがあるのだ。具体的には次節の「文字が書けない」のところで示すが、このような場合われわれは、「どこをどう指導すればいいのかわからない、直しようがない」という印象を持ってしまうのである。事実、このレベルでの言語訓練の方法論は今のところまったく確立されていない。不自然な箇所に立ち止まって、「ここはこういう表現のほうがいいですね」と一つひとつこちらが修正案を提示していくのみである。それも、いつも患者さんの同意を得られるとは限らない。「はー、そうですかねぇ」と不承不承引き下がる場合も多い。正直言って、何だか申し訳ない気分にさせられる。

言語学では、全体としてある意味内容を伝えようとする文章の集合を「談話」という。そして、「前後の脈絡の中における文」を対象とする学問が「談話理論」である。今後、失語症の研究は統語理論から談話理論に至るまで、さらにその射程を延ばしていかなくてはならないと思う。

以上のように、理論的に未解決の部分は多々あるにしても、臨床現場で患者さんを観察する限り、失語症者が文のレベルで話そう、あるいは書こうとする場合、個々の単語を脳内辞書から選び、音韻を正しく並べる段階から始まって、選んだ単語を一定の規則に従って並べ替えたり必要に応じて変形させたりする統語の段階、そして複数の文章を前後関係を考慮した上で構成していく談話構成の段階に至る複数の、複雑な段階すべてにおいて何らかのトラブルがあるだろうことだけは容易に類推される。

次に、患者さんの実際の文レベルでの発話の様子を観察してみたい。

藤原さんのケース

藤原さんは江戸川区在住の六一歳の男性。ビル管理会社に三〇年近く勤め、一年前の春に定年を迎えた。その年の四月からは知人の紹介で、やはりビル管理関係の別の会社にアルバイトという形で勤めていた。定年後の人生は、もう五年前から決めていた。栃木県に二〇〇坪の土地を買い、そこに家を建て、庭は畑にするつもりで準備を進めていた。家ができたらそちらに移り住み、畑を耕したり子供たちに野球を教えたりしながら、悠々自適に暮らそうと考えていた。野球は、アマチュアながら四〇年のキャリアであった。

新居の建築も予定通り進み、その頃の藤原さんは完成間近の新居の様子を見るため、週に一度は東京と栃木県とを往復するのが習慣になっていた。倒れたのも、新居を見に出かけていて、帰ろうとした矢先であった。

一月の寒い午後であった。庭の畑にうずくまっているところを近所の人が見つけて、近くの総合病院へ連れていってくれた。脳梗塞だった。幸い病状は軽かったらしく、二週間で退院することができた。手足には何の後遺症も残らなかった。ただし失語症が残った。失語症のリハビリ目的でわれわれの病院を紹介され、発症からまだ一ヵ月たつかたたないかという二月の上旬から、外来で言語訓練をおこなうことになった。

藤原さんの失語症のタイプは、初回の面接時から明らかで、発話に構音失行を伴わない典型的な流暢タイプであった。ところがその発話の内容は実用性に乏しかった。以下その様子を観察してみたい。まず最初は、初回の面接で今回の病気の経緯や仕事のことについてSTがインタビューした場面である。かっこの中がSTの質問である。

〔お倒れになったときの状況は?〕
「つーゆー、うえと、りょうほうをおったわけ。たまたま夕飯のとこで」
〔家ですか?〕
「ゆー、こっちのほうにふるふるになっちゃってね。三回か五回くらいあんじゃないのかね。そのゆちにしょーもないからね、いろんなものをつっとんとったんだね。一一時ね、三時頃。だいたいうんとやるとって一時頃行こうと思ってたんですけど」
〔お仕事はどんな?〕
「ビルのね、ぴー、いろんなあのまあ、しほうかんけいの、いろんなことをね、なんというか、資料とかの。私はほとんどりゅーかんけいのほうね。いろんなことをきゅーそ」

次は、藤原さんのほうから、「最初に入院していた栃木の病院へ二日前に行ってきた」ということを伝えようとして話し始めた場面である。

「うー、そーですね。この四日とこのあれがね、あそこの、あのなんてゆーか、んー、そーいうの全然わからないんだな。せろくーていうか、あそこのーそのー」
〔栃木？〕
「いやいや、あそこのー」
〔前の病院？〕
「そうです」
〔検査か何かで？〕
「そうです、りょこー。いまー、あのだいたい、だいたいのことをいろんなことをやってますから。このー三日の日はね、こゆーあのその旅行のところ、ちょっと行ってきたんですよ。うんしょくと、そのー、よーかの、いろんなくと」

次は、だんだん気心が知れてきて、仕事の内容や趣味についての自由会話をしている場面である。藤原さんの発話も少しずつ調子が出てきているようである。

〔ビルの管理というのはいろんなところで？〕
「今はね、前のところで行ったんで、新しい別のところへ入ったんで」
〔本社はどこに？〕
「えーっと、くず……くずか……うーんとね、くー、なんとか、にほんの、あの……うーんとね。きょねんの一一月から入ったんですよね。きょねんの三月からですね」

〔その前は？〕
「うーん、だから、あの、ヘイセイビルメンテナンス（仮名）」
〔ご趣味は？〕
「うゆーの、くゆー、いろんな……あとその、うめのなかの、うめ……これ（釣りのジェスチャー）」

最後に、発話でうまく伝えられないとき、自発的に所々で書字をおこないながら会話を進めていく様子をご覧に入れたい。【　】で示した部分が藤原さんの書いた字である。

〔そろそろ畑仕事のシーズンですね〕
「そうですね、これーから、だいむ……たぶろはって、とーゆ、どーゆとか、ちょっとこれからね」
〔どんなものを？〕
「いろんなこと、やりますね。【小菜さ】【大根】あとはー、【キャツマ】あとはまあ、【ニラ】」
〔野球もずいぶんなさっていたんですね〕
「そうですね、三八年頃からやってますね。けむーの、けんぷの人がやってくれたもんだから四八年位から私が入った」
〔守備は？〕
「キャッチャーです」

いかがであろうか。失語症における発話の障害は、単に「言葉が出なくなる」ということではないことがご理解いただけたのではないだろうか。藤原さんの発話を見てみると、日本語として実在する言葉で構成されている部分と、実在しない語（語新作）の部分が渾然一体となっていることがわかる。その割合を計量的に測定することはむずかしいが、藤原さんの場合、印象では発話の五〇パーセント以上が意味不明な部分で占められていたのではないだろうか。このように、文レベルの発話において言い誤りの割合が一定量以上になり、もはや聞き手にとって、その言わんとするところを類推することが困難になってしまった場合を「ジャルゴン」という。特に、それが藤原さんのように「語新作」が中心の場合を、「語新作ジャルゴン」という。

発話の中に「語新作」が占める比率は、まさに十人十色であり、患者さん個々人によって異なる。軽度の場合は、一〇分ぐらい会話していてもほとんど発話に異常を感じさせず、ごく稀に「あれ？いま変なこと言ったかな」という部分がある程度である。もっともそのように軽い場合は、その意図するところが充分こちらに伝わるので「ジャルゴン」とはいわない。また、重度にもかかわらず「語新作」の出現しないタイプの失語症もある。藤原さんの「語新作」はかなり重度であり、これくらいになると、迷わず「ジャルゴン」ということができる。

解読困難な発話〜ジャルゴン

ジャルゴンは、日本語として実在しない言葉が多く含まれるタイプの発話に限らない。すべてが実在する日本語で構成されている文章であっても、語性錯語の占める割合が一定量を超えると、結果としてその文は意味伝達不能となる。例えば、「いま薬を飲んできました」と言うべきところを「いま薬を食べてきました」と一つの語性錯語によって言い誤っただけなら、その意味は充分伝わる。ところが、もしそれが二回の語性錯語によって、「薬」が「ご飯」に、「飲んできました」が「食べてきました」に置き換わって、結果として「今ご飯を食べてきました」となってしまったら、もはやその文は意味伝達の用をなさなくなる。このようなタイプの発話もジャルゴンの一種であり、「意味性ジャルゴン」といわれている。このような「意味性ジャルゴン」の場合は文そのものは正しいので、一見しただけでは言い誤っているのかどうかがわからず、専門家であるわれわれもしばしばだまされてしまう。むろん患者さんはだまそうと思っているのではないのだが。

藤原さんの場合でもそうだが、ジャルゴンに限らず失語症者にとって、数字というのは特に「鬼門」のようであり、障害が軽くなっても最後まで失語症者を悩まし続ける。「犬」を「猫」と言い誤る、あるいは「自動車」を「電車」と言い誤る確率よりも、「二」を「三」あるいは「七」などほかの数字に言い誤る確率のほうがはるかに高い。「脳内辞書」の中で近いページに登録されている語彙ほど誤ってアクセスされやすいのだと仮定すると、数字はまさに隣り合ったページに登録されているのかもしれない。失語症の患者さんと接する機会のある方には、大事な会話の中で日付や時間など数字が出てきたら要注意、とお考えいただきたい。必ず何度か確認することをお勧めしたい。それも、口頭だけではなく紙に数字を書くようにすれば、より確実である。

いずれにしても、ジャルゴンの生じる仕組みや、ジャルゴンを治療する方法についてはまだ充分にはわかっていない。ただ、藤原さんのような顕著なジャルゴンは失語症の発症初期に見られることが多く、ほとんどの場合、一年以内に徐々に落ち着いていく。何年にもわたってあのようなジャルゴンが持続することはそう多くはない。だから、逆に言えば藤原さんのような、発症初期に顕著なジャルゴンを呈している失語症者の発話の様子を発症初期から一年間以上詳細に記録し、その改善の過程をつぶさに検討することは、失語症者の文水準での障害の構造を明らかにしていく一つの鍵なのである。

4　「書く」〜文字が書けない

漢字と仮名の不思議

笹林さんの失語症の検査も、あれからだいぶ進んだ。話す検査、読んで理解する検査が終わり、初回面接から一週間目を迎える今日は書く能力の検査だった。

いつものように、ＳＴが笹林さんの前に何枚かの絵を提示した。そして最初の絵である木の絵を指さしながら、「では笹林さん、今日は少し字を書いていただきます。この絵をご覧ください。これは何でしょう。漢字で書くとこうなりますね」と言い、紙に大きく「木」と書いて見せた。そして、「では、これはどうですか？」と言って、今度は牛の絵を指さし、それを漢字で書くように促した。

この日も後ろで見学していた奥さんは、「やさしい平仮名ならまだしも、いきなり漢字は難しすぎるのではないか」と思った。ところが、笹林さんはスムーズに「牛」と書くことができた。するとSTは、「そうですね。では、これはどうですか?」と言って机の絵を示した。奥さんの心配をよそに、これも「机」と正しく書くことができた。

三問目は雑誌だった。これは最初の二問と異なり、漢字も二文字で字画も多くなったためかすぐに回答することができなかった。するとSTが、「では、ヒントを差し上げますね」と言って「雑」の字の偏《へん》の部分「杂」を書いて見せた。すると笹林さんは「あっ」と思い出したように右の部分、すなわち旁《つくり》の部分を書き、さらに次の文字を書いた。ただ、結果は「雑誰」であった。二文字目の「誌」は、言偏《ごんべん》は正しく書けたが、旁の部分が一文字目と同じになってしまった。そんなわけで、結局漢字の検査は五問中二問の正解であった。

次にSTは、先ほどとほとんど同じ絵を提示し、まず木の絵を指さしながら、「今度は仮名で書いてください。これは何でしょう。仮名で書くと「き」または「キ」ですよね。平仮名でも片仮名でも結構ですので書いてみてください。ではこれは?」と言って牛の絵を示した。奥さんはこれは今のお父さんでも楽なのではないかと思った。ところが笹林さんは書くことができなかった。STが「では、ヒントを差し上げましょう」と言って最初の文字「う」を書き、それに続けて書くよう促した。それでも文字が出てこなかった。次の絵は机だった。これも同様に書くことができず、STから最初の一文字「つ」をヒントとして与えられても、やはり書くことができなかった。奥さんは「こんな簡単な平仮名も書けないなんて」と落胆した。

そもそも人間にとって、読み書きは話し言葉に比べて修得するのが遅い。仮名文字は小学校一年で習うが、漢字の学習は中学・高校と続く。その後も量は減るが、新しい漢字を覚える機会は少なからずある。だから、漢字の学習は生涯続くといっても過言ではない。また、量という点でも仮名は数が限られているが、漢字は膨大である。漢字の苦手な人間にとって、その数は無限にも思えるほどである。そう考えると、読み書きという点で仮名は漢字に比べてはるかに楽であると思ってしまうのも無理からぬところである。

しかし、その考えはある意味では正しいが、別の意味では誤っている。種類が多いとか、画数も多く複雑な形態をしているといった「量的」な面では確かに漢字は仮名よりもマスターするのが困難である。ところが、質的な違いに注目すると様相は異なってくる。質的な違いとは、本章2節の「読む」の項でも述べたが、仮名は原則として音韻情報を担う文字であるのに対して、漢字は音韻情報のみならず意味情報をも担っているということである。表音文字、表意文字という呼び方がその違いを端的に表している。この違いは、「書く」という言語情報処理を遂行する上ではどのように反映されるのであろうか。

何らかの視覚情報を言語に変換して発話として表出するプロセスのことを「呼称」と呼ぶことは前に述べた。それに対して、発話ではなく文字言語に変換して表出するプロセスは、「書称」と呼ばれる。呼称と書称の情報処理過程をモデル化してみると、途中まではまったく同じ経路であることがわかる。すなわち対象物を目で見て、それが脳内で処理され、「イメージ」が活性化されるまでは共通である。その後、書称ではどのような処理がおこなわれるのであろうか。

仮名の書称のメカニズム

先ほどの笹林さんの検査場面で出た「牛」という単語を例に取って考えてみよう。呼称の際と同様に、「牛」の絵を見て、いったん頭の中で／ushi／という音韻を活性化させておいて（まさにそれは頭の中で「呼称」しているのだが）、今度はそれを／u／と／shi／に分離し、一つひとつの音韻を音韻／仮名変換規則に従って仮名一文字一文字に変換する。その後は、その情報が腕および手指の運動プログラムに渡されて、「うし」という仮名が紙の上に生まれる、というわけである。この一連の処理過程の段階のどこか一つでも障害されていると、仮名での書称が困難になるのである。

順を追って見ていくと、仮名による書称は、まず第一に呼称ができるということ、すなわち頭の中で音韻が浮かぶことが前提となる。さらにその単語を構成している音韻をバラバラにし、何番目が何という音韻であったか、ということを分析する能力が必要となる。これを音韻の分解・抽出能力という。

ちょっとイメージがつかみにくいかもしれないが、失語症では、「うし」という言葉が口から出ているのに、それが「う」と「し」から構成されているということがわからない、ということがままある。わからないというより、複数の処理をしているうちに混乱してしまう、といったほうが正確な表現かもしれない。例えば患者さんが、「うし」という仮名単語の書称場面で仮名文字を想起しようとして、「うしってどういう字だったかな、うしうしうし……」と言いながら書こうとすることがあるが、そのうちに「うしうしうし……ううう……しししししし、あっそうだ」と言って、「し」と書いてしまうことがよくある。つまり最初は脳内で「う」という仮名文字を探していたのかもしれないが、そのうち脳の情報処理が許容量を超えてオーバーフローしてしまうのである。

以上のような音韻処理の段階がクリアできたら、次に、音韻を仮名文字という形態に変換する処理過程が正常に機能しているかどうかが問題になる。失語症では、この過程も障害されていることが多い。この段階での障害が狭義の仮名書字障害である。つまり、音韻処理が正しくできていて文字にすべき音韻もわかっているのに、該当する仮名文字が想起できない、という状態である。

漢字の書称のメカニズム

一方、漢字の書称の場合、仮名の書称とは異なり、音韻情報の関与がほとんどないと考えられる処理経路がありうる。脳内辞書の「牛」のページで音韻情報にアクセスできなくても、直接、該当漢字に関する形態情報を得るという経路である。失語症では、この段階の障害によりまったく文字が思い浮かばなかったり、異なる漢字情報にアクセスしてしまい、「牛」と書くべきところを「馬」と書いてしまったりする誤りがある。

いずれにしても、このような経路で処理されるということは、漢字での書称は頭の中で該当単語の音韻が想起されていなくても（すなわち、呼称ができなくても）可能な場合があるということを示唆している。笹林さんが検査で仮名単語の書称よりも漢字単語の書称のほうに良好な成績を見せたのも、そのことによる。

ただ、この漢字と仮名の違いは、日本語の文字体系に特徴的な現象としてこれまでしばしば強調されてきたので、あたかも漢字は脳内で音韻と関係なく処理されるかのごとくに理解されがちなのだが、実際はそうではない。漢字にも仮名的な処理、言い換えれば音韻／形態変換の経路が存在する。例えば、これはあまり日常的なことではないが、「／ki／という読みを持つ漢字をできるだけ速く思いつく限り書いてください」と言われたら、脳内では、音韻に対応する漢字を探さなくてはならない。木、気、機、期、貴など。こういう場合は意味の関与する余地はあまりなく、漢字の処理でも仮名的な音韻／形態変換処理にならざるをえない。ただ通常は、もし人から「漢字で／ki／って書いてください」と言われたら、「／ki／って、あの樹木の？」と必ず意味を質《ただ》したくなるものである。つまり漢字は二種類の処理経路を持つと考えられるが、意味から直接文字を想起する処理過程のほうが強く働く傾向があるということである。

多くの場合、失語症者は音韻処理の過程が障害されているので、音韻処理を前提とする仮名文字または仮名単語の書字は失語症者にとって困難なのである。それに対して、音韻処理に依存する部分が比較的少なく、形態的または図形的な処理への依存度の大きい漢字の書字は、失語症になっても比較的障害されにくい。その理由として漢字は、本来、形態・図形・空間などの操作をおこなう右脳でもある程度、理解したり書いたりする処理が可能だからではないかと考えられている。

本章2節「読む」の項でも述べたことだが、漢字は、日本人が失語症になったときでも大いにコミュニケーションを助けてくれる心強い味方なのである。

笹林さんの労作「闘病日記」

発症した当初は、前述のように漢字でも仮名でも単語の段階から書くことが困難であった笹林さんだが、その後の言語訓練でめざましい回復を示した。努力のかいあって、二年半たった頃から自分で闘病日記を書くまでになった。むろん完全な文章ではない。しかし第一回目の面接のときのことを思うと、笹林さんの努力とご家族の献身的な介護には頭が下がる。

発話は典型的な流暢《りゅうちょう》タイプで、しかも決して障害が軽くない失語症者の、文章レベルの表出の様子を少し観察してみたい。

日記開始一年目の文章から

○月○日（記念すべき第一日め）

日記の様に必ず元気にがんばりと思う。今日は八幡さんとお不動のおまいりをお参りをしました。

○月○日

一月中、裕次郎が朝から車の掃除を朝より二時頃終わった。

○月○日

兄姉と川崎大師に入ったけれど電車が一ぱいで午後三時頃に入ったけど頭が痛くて休みました。

○月○日
千葉県の鋸山で元気よくいたけれど又痛くなり女房又裕次郎につけて申し訳なかった。もうどこへも行かなくなった。くやしい。痛くて夜早くやすみるが早く寝よう。（原文ママ）

以上は、笹林さんが闘病日記を付け始めた最初の数日の様子である。元気を出して頑張らなくてはと思う一方、頭が痛かったり夜眠れなかったりと苦悩している様子が、リアリティを持って読む人間の心に伝わってくる。これが二年半たった失語症者の置かれた状態なのである。失語症者の生活を全体からサポートする仕事である言葉のリハビリテーションは、決して三ヵ月や半年では終わらないということが、否、終わってはならないということがわかっていただけることと思う。
この後の笹林さんの生活の様子がどうなったか、もう少し観察したい。

日記開始三年目の文章から
○月○日
頭がすっきりきれいでした。元気で頑張ります。
○月○日
今日は家族が全員見えた。うれしいことです。女房もだいぶよくなりました。
○月○日
頭が痛いことはありません。食事も嬉しいと思います。

○月○日
あれから四年前、先生に日記をつけなさいと言はれて今日のように日記を下手ですがかけるようにできました。更に言語をやりたいと思います。
○月○日
今日は隣の渡辺さんが六年前に脳溢血で手足が少し悪いのでお話をしました。
○月○日
久しぶりに天気が良いので押し入れを見たら、リハビリを始めた頃問題集がなつかしくして見ました。
そして現在近所の皆さんが自発的にお話をできるのは本当に嬉しいと思います。
○月○日
小さなことをクヨクヨしないように
大きな気持ちを頑張ります。

二年の時をへて、笹林さんが少しずつ元気を取り戻し、また人と話す機会もでき始め、生活がだんだんと広がってきたことが見て取れるのではないだろうか。現在、笹林さんの闘病日記は六年目に入り、カルチャーセンターでの水墨画、失語症友の会の幹事と、多忙な毎日の様子が書き綴られている。また、つい最近には会社のＯＢ会にも思い切って出席し、一〇〇人以上の昔の仲間を前にして短いスピーチをするといううれしい体験もあった。

文レベルの書字について

ここで笹林さんの文章について、その内容的な側面から離れて、文章構造という観点から見てみたい。

失語症における話す・書くといった表出面の症状として、単語の水準では錯語、文の水準では錯文法が古くからいわれてきた。錯文法とは統語機能の障害と考えられ、助詞の誤用、動詞や助動詞の活用の誤り、文節の順序の混乱などをいい、発話でも書字でも観察される。このような障害が、特に笹林さんのような流暢タイプの失語症に目立つことは事実である。

ただ、本章3節の発話の項でも述べたが、その文章が全体として誤った文であるか、または不自然な文であるか、ということの判断は容易であるが、では、その誤りは統語におけるどの段階に由来するのかということになると、複数の可能性が考えられ判断は困難になる場合が多い。それよりむしろ、現実には「どこがどう悪いとも言えず、全体的にまとまりがない、でも言いたいことは何となくわかる」という印象を受ける文章のほうが多い。例えば笹林さんの闘病日記の最初のくだり、

「日記の様に必ず毎日元気にがんばりと思う」

などはまさにそのいい例ではないだろうか。この短い一節の中であえて錯文法を探すなら、「がんばりと思う」の「がんばり」だろう。おそらく「がんばろうと思う」または「がんばりたいと思う」のどちらかではないかと推測される。しかしそのどちらと取るかによって誤りの分類も変わってくる。前者なら動詞「がんばる」の活用の誤り、後者なら助動詞「たい」の省略ということになる。

しかし、それよりもむしろ、この文を読んで最初に受ける印象は、「全体としておかしい」というものではないだろうか。おそらくこのような文章は、脳内の統語機能における複数の段階、すなわち文構造の基本的な設計の段階、単語の選択の段階、選択した単語を正しく活用させる段階、最終的に語順を整える段階などで障害が重複した結果として生じるのではないかと考えられる。現在の言語治療の訓練では、その障害の諸段階を具体的に指摘することは不可能である。

ただ、この文章から「今日から頑張って毎日日記を書くぞ」という筆者の気持ちがありありと伝わってくることだけは確かである。「言葉は文法ではない、心だ！」と、思わず職業的専門性を忘れ、ロマンチックな結論に達してしまいそうになる。

この水準の言語運用能力を改善させるプログラムの開発は、まさにこれからの言語訓練の重要な課題の一つである。

錯文法の生じる割合

失語症者が自発的に表出した文章の構造を把握することを目的に、笹林さんの闘病日記一年分の文章を分析してみた。その結果、総単語数は延べ七五八七語、語の種類は八八四種、一文平均の長さは一二語、などの結果を得た。どんな単語が多く使われていたかという点では、日記に特有の「今日」「月（ガツ）」「日（ニチ、ヒ）」などのほかに、「リハビリ」「良い」「がんばる」「頭」「痛い」「運動」など、笹林さんのこの時期の生活における関心事が窺われるような単語がリストアップされた。

そのほかに、錯文法の代表的な症状である助詞の誤りがどれくらいの割合で生じているのかを調査した。その際、日記に現れた不自然な文章のうち、助詞だけを訂正することで正しい文章になるものを助詞の誤用文と定義した。それ以外の、先に述べたような全体に不自然な文章は、「原因不明」なので除外した。

助詞の誤りと判断した文章の例

一、目から見えました。
二、夜が朝までぐっすりします。
三、五十年前十二月八日、日米開戦が日でした。
四、今日で頑張りました。
五、リハビリにむずかしい。
六、リハビリをむずかしいけれど、人の前で話すことは大切なことだと思います。

全体に不自然なため、助詞の誤りとは断定しなかった文章の例

一、全国の皆様から大勢の人が見ましたのは感激しました。
二、私がリハビリはできうる限りが大切なことと思います。
三、頭が女房に言っても私が痛いから仕方がないと思います。
四、台風の大型がテレビで心配です。
五、昨日は姉が手紙をだるまを書いてくれたので先生にお見かけしました。

六、今の言語のリハビリを──できる範囲のことを笑顔で一日を過ごすので頑張りたいと思います。

その結果、いちばん誤り率の高かった助詞でも九パーセントであり、一割に満たないことがわかった。

一方、日記の調査とは別に、こちらで作成した助詞の穴埋めテストを笹林さんにおこなってもらった。助詞の穴埋めテストとは、例えば、

ご飯（　）食べる

のように、短い文章の空白になっている助詞の部分に、どんな助詞が入るべきかを選択肢の中から選択してもらうという一見、簡単なテストである。このようなテストを一〇〇問くらいおこなった。その結果、意外なことに約五〇パーセントの誤りが認められた。

この数字の違いは何を表しているのであろうか。つまり失語症者は、自分の言語能力の範囲内で自由に文を作る場合には、助詞だけを誤るということはそんなに多くない。ただ、文章が長くなるにつれ、全体的にまとまりのない文章になりやすい。一方、お仕着せで「この文章に助詞を入れなさい」と、当人にとってまったく必然性のない文章に対して助詞を考えさせたりすると混乱をきたしてしまうということなのである。失語症者の言語能力に関して、いわゆる標準化された検査の結果を指標とするのか、自然な生活場面で観察された言語のサンプルを指標とするのかという点について意見の分かれるところである。おそらく両方の視点が必要なのであろう。

一つひとつの文章は申し分ないのだが〜談話レベルへ

後田さんは小学校の教諭で、定年前の一〇年間は校長まで勤め上げた人であるが、定年になって二年目の冬に脳出血で倒れてしまった。二〇年ほど前から検診で高血圧を指摘されていたのだが、ついつい薬は途絶えがちであった。そのことが災いしたのかもしれない。幸い手術はせず、保存的な治療ですんだ。手足にも後遺症は残らなかったが、失語症が残った。流暢タイプであった。失語症もそれほど重度ではなく、発症初期から奥さんとの会話には何とか困らない程度であった。

発症後一ヵ月の時点で言語訓練を開始したが経過は順調で、半年後には訓練の課題は文章のレベルに到達していた。文章もあらかじめSTが用意したものを家で覚えてきて、それを訓練室で再現することには苦労しなかった。

そこで次の段階に入った。一枚の情景画を見て、それを説明する文章を自分で作成してくる課題である。絵の内容は、例えば運動会で男の子と女の子が二人三脚をしているとか、お母さんと女の子があやとりをしているなど、さまざまな生活場面の一コマを表したものである。

後田さんは、この課題にも特に困難を示さなかった。文章も一つであればほぼ問題なく作成できるものと判断したSTは、いよいよ複数の文章を用いて簡単なストーリーを作成する課題に入ることにした。談話のレベルである。この段階の訓練教材として、しばしばわれわれは四コマ漫画のセリフ部分を消去したものを用いる。後田さんにもそれをおこなってもらうことにした。一つひとつの文章があれだけ正確に表出できるのだから、四コマ漫画の説明になっても大丈夫だろうとSTは予想していた。ところが、である。まずは後田さんの書いた漫画の説明をご覧いただきたい。「　」

の中が後田さんの文章である。

漫画一

内容：お父さんとお母さんと小さい坊やが食事をしている場面。お父さんが坊やにエプロンをかけてあげている。食事が始まった。ところがお父さんがみそ汁をこぼしてしまった。すると子供が奥からお母さんの大きいエプロンを持ってきてお父さんにかけようとする。エプロンが必要なのはお父さんだったね、というオチ。

「お食事になりました。お父さん「さあ、子供がよく失敗するのでエプロンをかけましょうね」。食事を始めたらお父さんがなんと汁をこぼしたのです。そこでみんなはびっくりした。(お父さんに失敗しちゃった) これでは着物を汚してしまった。さて子供は?「エプロンをかけましょうよ」と反対に言いました。」

漫画二

内容：家の中でお母さんが「上着を着なければダメよ」と言って坊やを追いかけている。坊やは廊下を逃げてきた。縁側でおじいさんが新聞を読んでいる。坊やはとっさにおじいさんの懐に隠れた。お母さんはそれに気付かずおじいさんの前を通り過ぎていく。おじいさんは「もうよかろう」と言って坊やを出してあげる。

「子供はうまく急いで行ったが隠居部屋の前でおじいさんが新聞をあけて読んでいるし、きっと。お母さんは子供を探っているが、子供の服を脱いで何処へ行ってしまっているのか、さて、おじいさんは子供何処へ行ったのかと聞きました。「おじいさんにあっちに行ったのです?」と言いました。そんなところでおじいさんのふところの中には子供が逃げ込んでるし。まあ子供が出てきてもおじいさんには「もう大丈夫です」と言いました。」

漫画三

内容：子供たちがお兄さんに連れられて山にスケッチに出かけた。子供たちは熱心に絵を描き始めたが、それは風景ではなく汽車や飛行機や人形の絵だった。スケッチ(?)が終わり子供たちは歌を歌いながら楽しく帰宅。それぞれ家に帰って「こんなのが書けたよ!」とお父さんに報告する。お父さんは「おやおや」という表情で笑っている。

「生徒の子供たちが山の写生に出かけました。みんな歌を唱い元気いっぱいでした。風景スケッチをする場所で生徒は夫々一生懸命絵を描いた。写生が終わってみんなは今日は「意気盛んです」と唱い帰りました。子供がみんなスケッチできたものを家族のおじいさんに報告しました。「それは私たちはそれぞれいちばん上手く画いた絵です」といいましたが、おじいさん「こりゃーできたよ」と答えました。」

これらの談話（ひとまとまりのストーリー）はどのように評価され、どのように修正すればよいのであろうか。実際、同じような悩みを抱えるＳＴは多いはずである。言語訓練の進め方のどこかに問題があったのか。

おそらく、「一つの文章の表出がほぼ問題なくできたから、次は談話（ストーリー）の段階へ」というステップの設定に問題があるのだと思われる。文章一つを作成する段階と、複数の文章を用いて、たとえ短いものであれ、まとまったストーリーを構成する段階との間にはかなりの隔たりがあると考えられる。ところが、その隔たりを埋めるいくつかの段階がどのようなものであるかということについては、まったくといってよいほどにわかっていない。ましてそれに対応する訓練法は皆無である。

後田さんのような段階にいる患者さんが表出してくれる文章の数々は、私たち失語症研究に携わる者に対して、「談話レベルの言語訓練法の開発を急げ！」と警鐘を鳴らしてくれているのかもしれない。

第三章　脳は言葉を取り戻せるのか

失語症者本人にとっても家族にとっても、失語症がどれだけ回復するのか、いつか回復が止まることがあるのかが最大の関心事であろう。その問いに答えなければならない医師やSTは、失語症の長期的な経過を知る必要に迫られている。また、失語症状の長期の経過を分析することによって、失語症状がどこまで回復するのか（これを予後という）を知るだけではなく、一時点の観察だけからは知りえないような言語機能の特性や、機能回復のメカニズムを知る手がかりを得ることができる。これこそ、リハビリテーションの方策を立てる上でのよりどころとなる大切な情報なのである。

失語症の予後を規定する因子は多様で、かつ互いに複雑に絡み合っているが、その実態が少しずつ見え始め、失語症はどうして回復するのか、またどのように回復するのかも、少しずつわかり始めている。大脳で生じる失語症の回復のメカニズムは、失語症者やその家族はもちろんのこと、リハビリテーションに携わるスタッフにとって、また脳科学に興味を持つ人にとって、大きな関心事である。本章では、脳の回復のメカニズムについて簡単に概説してみたい。

特別な臓器〜脳

肝臓は家族などにその一部分を移植しても、大した支障もなく生きていけるという。しかし、脳はほんの少し損傷されただけで大きな障害が残り、元に戻ることはなかなか難しい。では、脳には身体のほかの臓器と違った特徴が何かあるのだろうか。

人の臓器のうち、肺臓や腎臓、肝臓などはそれぞれ全体として呼吸機能、血液の浄化作用、消化代謝作用などをおこなっている。それらの臓器の内部はほぼ同一の機能を果たしているので、もし二分の一切除した場合にはその機能も二分の一となる。ところが脳は特別で、脳のそれぞれの部位ごとに異なる機能を持っている。

運動や知覚など、動物が種として生命を維持していくために必要な機能（一次的機能と呼ぶ）は、中枢神経系、すなわち大脳、小脳、脳幹、脊髄の中の特有の神経細胞が、それぞれの役割を分担している。この一次的機能の局在性、すなわち脳のどの部分がどのような機能を分担しているのかという仕組みには、個人差はほとんどない。このことは、一次的機能の局在形成の仕組みがそれぞれ遺伝的にしっかり組み立てられているためと推測できる。大脳の中で一次的機能を司っている場所を一次中枢という。

人の脳では、一次中枢が大脳皮質に占める割合は動物の中でもっとも少なくなっている。人間の大脳皮質の大部分は、むしろ運動や知覚などの一次的機能以外の機能を司っているのである。つまりそれは、人間が人間たる所以であるところの思考や言語行動といった高次機能と呼ばれる働きである。系統発生的に歴史が新しいために新皮質と呼ばれる大脳皮質の多くの部分は、高次機能を司る領域が占めているのである。

人の大脳は、左右の相似型の半球からなる。その大脳半球を横から見ると、前方の半分を占める前頭葉、こめかみの部分の側頭葉、頭のてっぺんの後ろ半分の頭頂葉、さらに後ろの後頭葉の四つに大きく分かれる。この大脳皮質の表面は細胞の集まりで、厚さは二～三ミリほど、灰色に見えるため灰白質《かいはくしつ》と呼ばれている。

灰白質は六層に分かれ、種々の神経細胞（ニューロン）とその栄養や保護を司るグリア細胞よりなる。このニューロンは、人の細胞の中でも特に異なった形と機能を持っている（図7）。ニューロンは神経細胞体と呼ばれる中心部から二種類の突起を出している。一つは軸索《じくさく》と呼ばれる一本の長い線維《せんい》であり、先は数個から数千個にも分かれ、ほかのニューロンとシナプスを介してつながっている。もう一つは樹状突起と呼ばれるもので、欅《けやき》の木のように元が太く、先が無数に分かれている枝である。軸索は一つの細胞体から一本出ており、細胞体から発生した信号を送り出している。一方の樹状突起は一つの細胞体から数本出ており、シナプスを介してほかのニューロンからの信号を受け入れている。シナプスを介したニューロン間の連絡をニューロナル・ネットワークと呼ぶ。このシナプスは非常に小さな間隙であり、正確に数えることは難しいが、大脳の一立方ミリあたり一億個ぐ

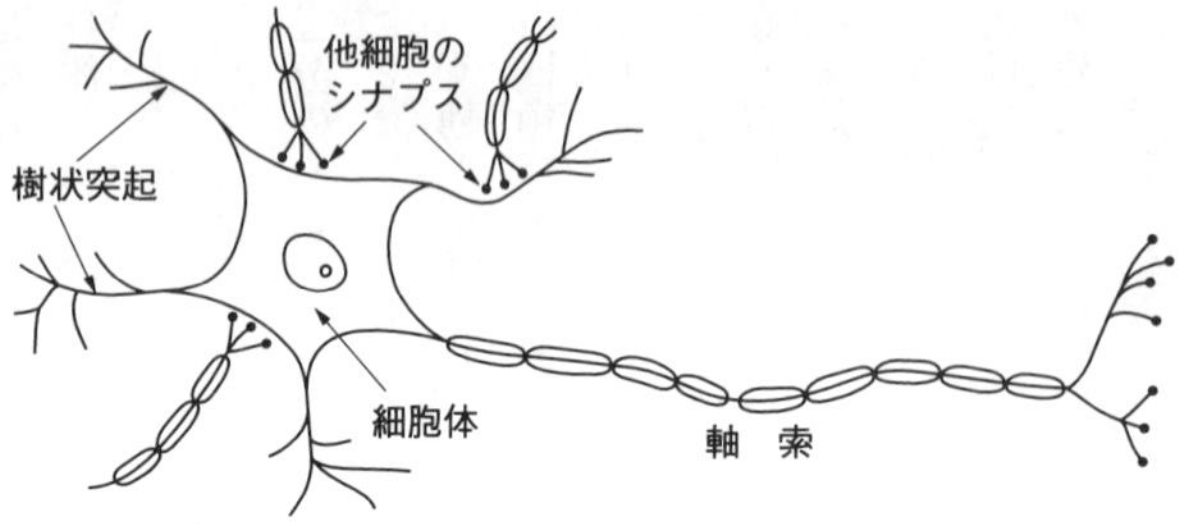

図7　神経細胞

らいあるという説もある。

灰白質の内側、つまり軸索が走行している部分は白く見え、白質と呼ばれている。

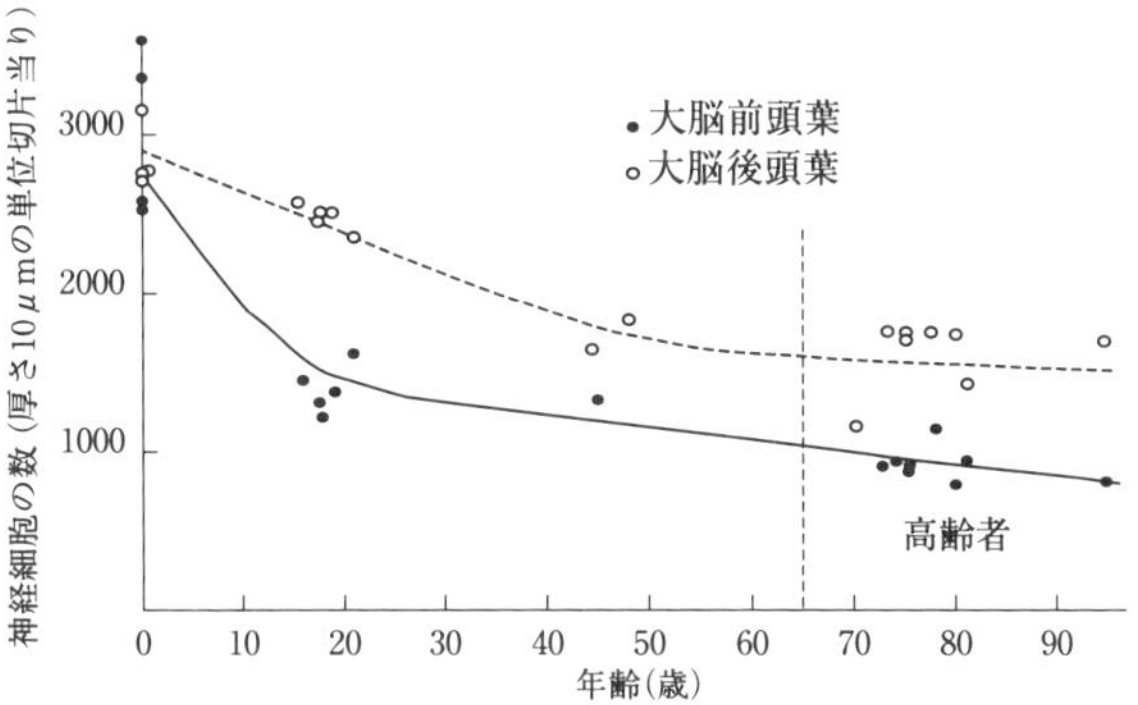

図8　正常なヒトの脳における年齢によるニューロン数の減少
（Brody,H.1955をもとに黒田作図）
黒田洋一郎著「アルツハイマー病」岩波書店（1998）より引用

死滅していくニューロン

ニューロンは、人が生まれたときには一四〇億個ぐらいあると考えられている。このニューロンはコンピューターのチップのように、数が多いほど機能が高くなると考えられる。人の脳は一五歳ぐらいまでは重量を増して成長するが、ニューロンの数は生後増加することなく、死ぬまで減少する一方である。脳、脊髄などの中枢神経のニューロンは一度損傷を受けてニューロンが死ぬと、一生元に戻ることはないといわれている。

図8は、大脳の前頭葉にあって運動を司る中心前回という場所と後頭葉の視覚を司る有線野という場所において、ニューロンの数が年齢と共に減少していく様子を示したものである。生後から一五歳ぐらいまでの間に急激にニューロン数は減少し、その後は直線的に加齢と共に減っている。

この数を大脳全体で一四〇億個のニューロンに当てはめる

と、一日に一〇〜二〇万個のニューロンが死んでいくことになる。このデータは、運動と視覚の一次中枢についてのみ調べたものだが、加齢に伴う大脳全体のニューロンの減少は、実際はこのデータをはるかに上回るのではないかと推測される。

しかし、一五歳までにニューロンの数が著しく減っているにもかかわらず、脳が大きく成長するのはどうしてなのだろうか。実はこれは、細胞体が大きくなるのではなく、一つのニューロンが出す樹状突起や軸索の作るシナプスの数が増加し、ニューロナル・ネットワークが増加するためなのである。このシナプスとニューロナル・ネットワークの新生は高齢になっても継続することが証明されている。これが、いくつになっても新しいことを記憶したり学習したりすることができるメカニズムである。

失語症などで一度獲得した言語機能が損傷された後、多くの人がリハビリテーションによって何年もの長期にわたって回復を示すのは、適切な刺激を受けることによって、損傷をまぬがれた脳の部分で新たなニューロナル・ネットワークが構築されるからだと考えられる。このことは、失語症においては言語症状の回復過程を長期にわたってじっくり観察することが重要であることを示唆している。

大脳の機能局在について

次に、少し回り道になるが、大脳の機能局在について触れておきたい。図9は、大脳を左側面から見た図である。

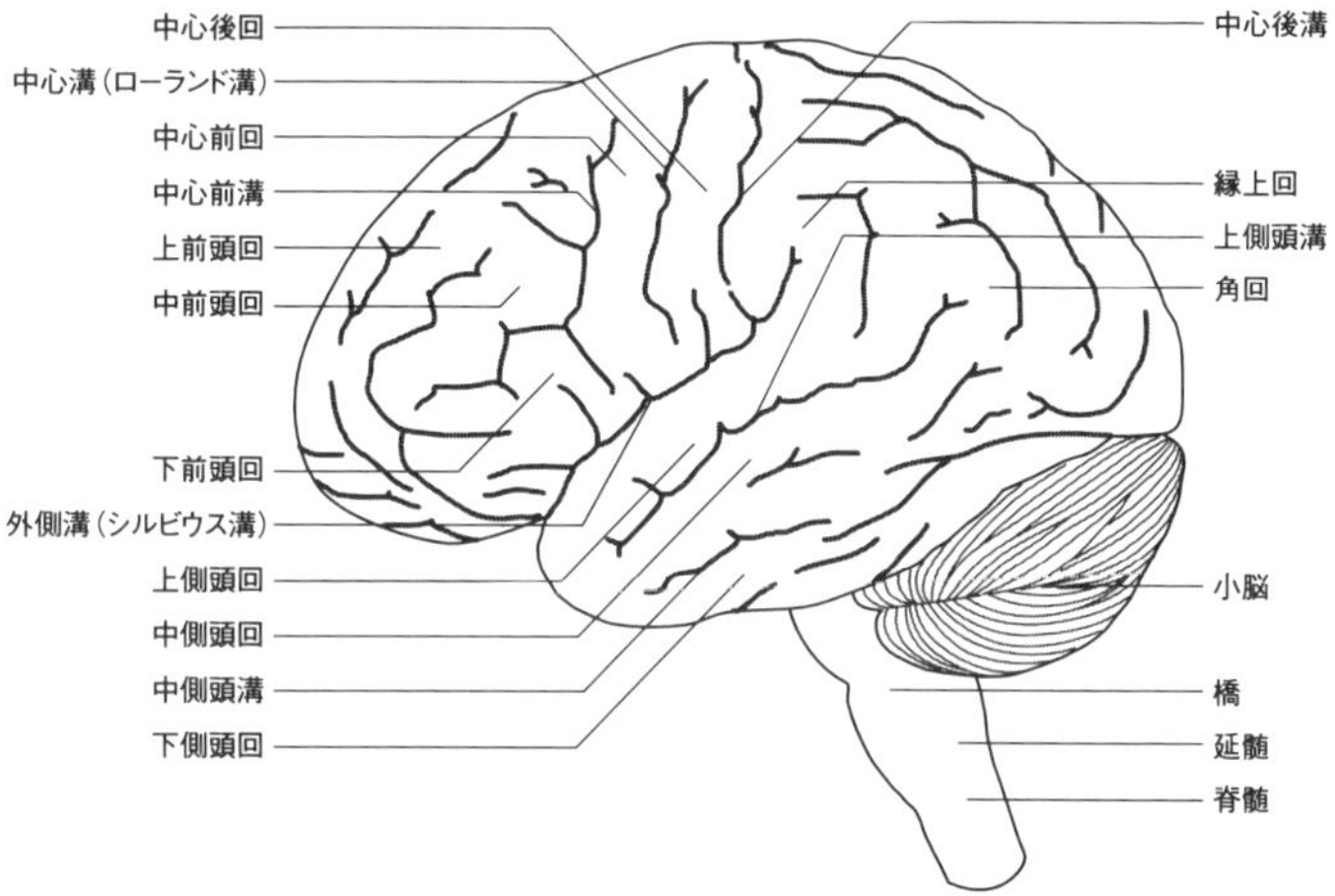

図9　脳を左側面から見た図

先にも述べたが、人の大脳は左右二つの半球からなる。人の身体を左右に分けた場合、大脳の左右と身体の左右の関係は逆になっている。例えば、右半身に皮膚を通して入ってきた痛みや熱い冷たいなどの刺激は、脊髄から脳幹を上行する間に左側へ交叉し、左大脳半球の知覚野という場所で感じ取られる。また、左半球の運動中枢である左中心前回から出ている運動神経は、延髄で交叉して右半身の筋肉を動かす。そのため、大脳の左半球が損傷されると右半身の知覚や運動機能が障害され、右半球が損傷されると左半身の諸機能が障害されるのである。

脳の機能分布の地図を知りたいとは、誰しも思うことである。今世紀初頭、脳外科の手術時に脳の表面を露出させて直接電気刺激を与え、その刺激に反応する筋肉の収縮や痛みなどの発生する部位を調べることがさかんにおこなわれた時期があった。例えば、大脳左半球の中心前回と呼ばれる場所の中のある位置を電気刺激すると、刺激に応じて右親指の筋

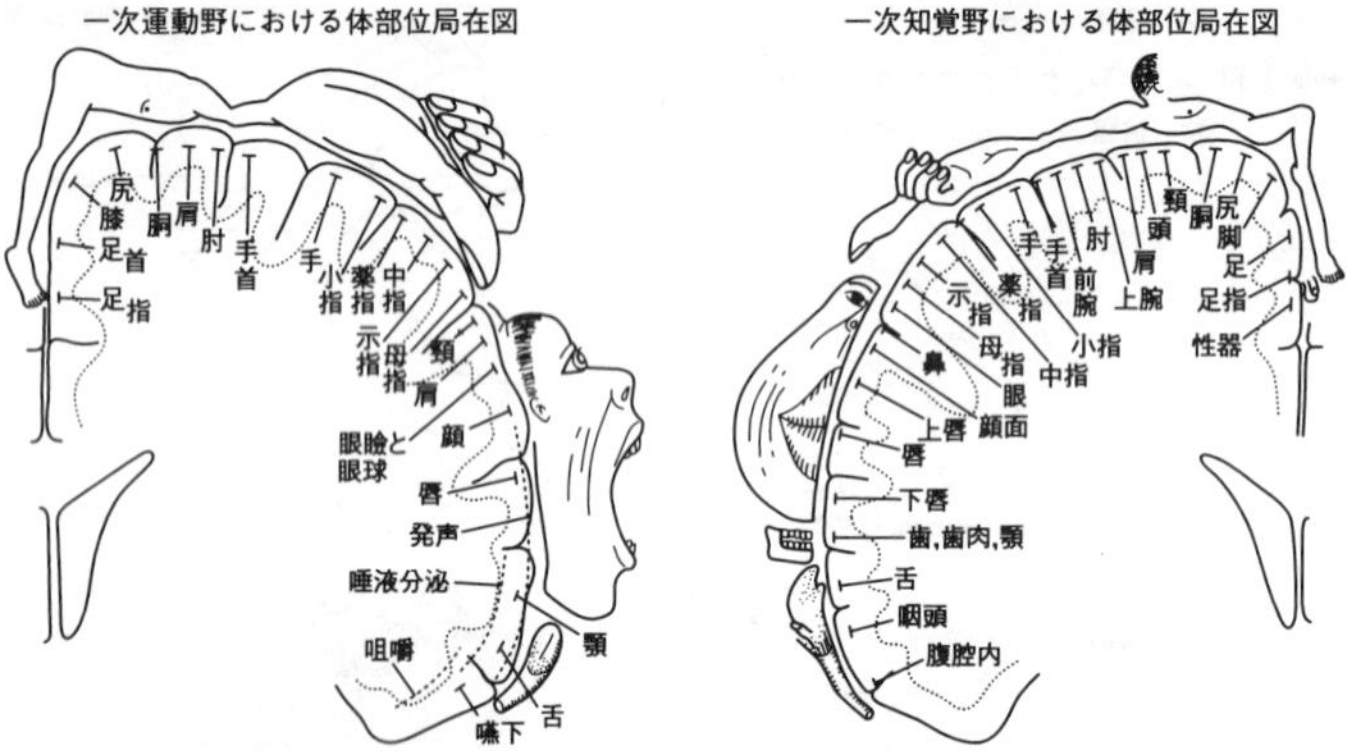

図10　ペンフィールドが明らかにした一次運動野と一次知覚野の機能局在

肉の攣縮《れんしゅく》が起こる。つまり、そこが右手親指の運動を司る場所である。また、運動中枢に接したそのすぐ後方の中心後回という部分を刺激すると、痛みとして感じる。ここが知覚中枢である。こうした方法を用いてカナダの脳外科医ペンフィールドは、ヒトの大脳皮質の分業体制を明らかにした。

図10は、脳を左右軸に沿って切ったもので、ペンフィールドが電気刺激実験で明らかにした一次運動野と一次知覚野の機能局在を示している。人の手と胴体、足が逆立ちしており、顔は上向きについているような機能分布となっている。顔や手指など敏感で機敏に動く部分の中枢が胴や臀《でん》部《ぶ》などと比べて大きな部位を占めていることがわかる。これは人類発生の長い歴史の中で発達してきたものである。

一方、思考や感情、意欲などの前頭葉に局在すると考えられる高次機能の分布は、一次中枢のように厳密にはわかっていない。これらの機能はより高度のニューロナル・ネットワークの構成を反映して、大脳の中で広範囲にわたって分布しているのであろう。

では、言語中枢はどうか。言語中枢もなかなか厳密には断定できないが、脳を直接電気刺激すると、自分の意図と関係なく声が出てしまうとか、話をしていたものが止まってしまうなどの現象が起きることが知られている。図11は、ペンフィールドらがこのような実験から突き止めた三つの言語中枢、前言語野（ブローカ中枢）、後言語野（ウェルニッケ中枢）、上言語野の位置を示したものである。

ペンフィールドの得た知見をもとに、その後、CTやMRIなどの画像診断による知見が積み重ねられ、言語中枢は多くの場合、左半球の前頭葉（下前頭回）、側頭葉（中、上側頭回後部）、頭頂葉（角回、縁上回）などに広く分布することがわかっている。また、統計学的にもおおよそ同一部位に同一の言語機能が局在する傾向が認められている。すなわち、前頭葉には主として言葉を表出する機能が、側頭葉には言葉を聞いて理解する機能が、角回には文字や計算の意味を理解したり、書いたりする機能が局在していると考えられている。

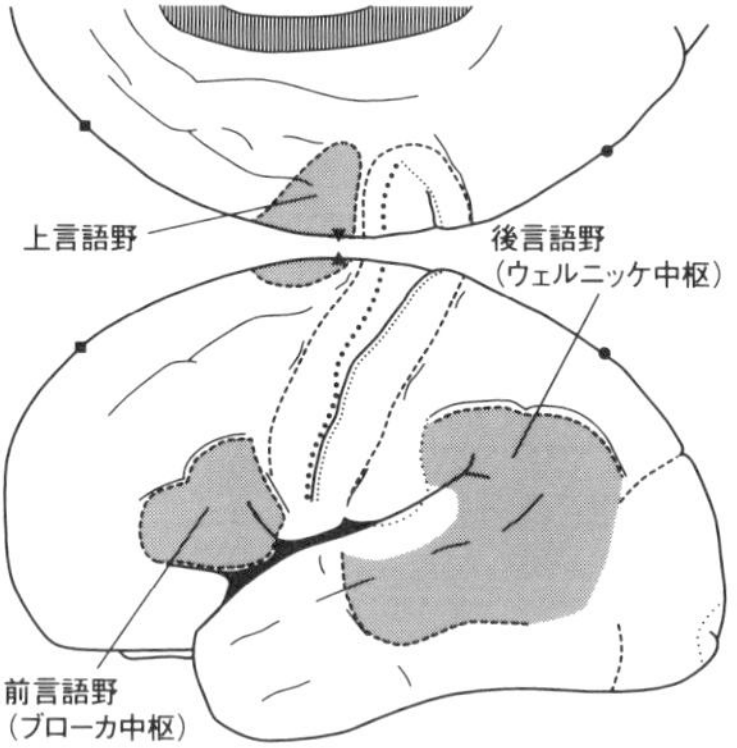

図11　ペンフィールドの実験による三つの言語野
ペンフィールド・ロバーツ著　上村忠雄・前田利男訳
「言語と大脳」誠信書房（1965）より引用

しかし一方で、言語機能の大脳皮質上の局在には、かなり個人差やバラツキがあることも実証されている。すなわち、一見、解剖学的には同じような構造を持つと考えられやすい大脳であるが、言語機能がその上に確立されていくプロセスの違いや、利き手、学習の様式などそれぞれの個人の持つ違いを考慮に入れて、これらの問題を取り扱わなければならないのである。特に、利き手については慎重に考える必要があり、これについては後に述べることとする。

失語症の長期経過に関する研究

失語症の言語症状の長期経過に関する研究は、第一次および第二次世界大戦で脳に損傷を負った多数の兵士を調査することから始まった。戦争による犠牲となった兵士たちの補償の問題も絡んで、米国を中心に継続的にまた大がかりに失語症状の経過観察がなされたのである。その後、一般の症例に関する長期的な経過観察の報告も、米国を中心として精力的になされてきた。わが国でもいくつかの研究報告がある。

これらの研究の中で、失語症の予後を規定する要因として、原因となる疾患、病巣の部位と大きさ、合併するそのほかの高次機能障害、発症年齢、利き手、病前の言語活動水準や教育レベル、言語訓練の内容と期間や病後の生活の質などが挙げられてきた。しかし、これらの報告は、それぞれ研究の基盤となっている失語症の対象者の年齢、病巣の確認の仕方、失語症の評価方法、改善についての判定基準などの条件に違いがあり、結果を簡単には比較できないという問題点を抱えている。このため、失語症の予後を規定する要因として何がもっとも重要なのかという点については、なかなか断定できないのが現状である。

このことを踏まえた上で、なおかつ失語症の予後に関わる要因として第一に考えるべき因子は何かを考えてみたい。

失語症が脳の局在的な損傷に由来することは間違いのないことであり、脳損傷の部位と大きさが、失語症状およびその回復にもっとも影響する因子であることに異論はないであろう。この脳損傷の部位と大きさの診断は、Ｘ線ＣＴ（コンピューター断層撮影）やＭＲＩ（磁気共鳴断層撮影）が広く利用できるようになって初めて正確に下せるようになった。Ｘ線ＣＴの臨床応用は約二五年前から、ＭＲＩは一五年ぐらい前からと、その歴史はいまだ浅い。その意味で、失語症の回復についての諸報告を比較検討するにあたっては、ＣＴやＭＲＩが実用になる時代以前のものか、以後のものかについて分けて考えることが必要となるのである。

また、それぞれの研究で使用している、失語症状の回復を評価する手法についても注意を払う必要がある。失語症状を客観的に捉えるには、失語症の言語症状を測定する尺度が必要である。日本では、標準失語症検査（略称ＳＬＴＡ）や日本語版ＷＡＢ失語症検査などの標準化された検査法がよく使われている。しかしいずれも、いわゆる心理テストの範疇《はんちゅう》であり、血液検査のデータのように単純に成績を比較することが困難である。また同一テストの中でも、聞いて理解する、話す、読む、書く、復唱する、計算するなどの成績を直接比較することが不合理なことは明らかである。このような限界を持っていることを前提として、それでもなお、その成績を比較しなければならない。すなわち、失語症状の評価法には絶対尺度も等価尺度もないのであり、まして、検査成績の変化を数量化し、改善の良し悪しを判定することは簡単ではないのである。

次に考えなければならないのは、脳損傷を受けた後に見られる、自然回復と治療効果の問題である。発病から間もない時期には自然回復を伴った急激な症状の変化が見られる。したがって、評価した時期や、どの時点とどの時点の成績を比較して改善と考えたのか、なども大きな問題となる。

自然回復とは

それでは、自然回復とはどのようなものであろうか。ここで少しふれてみたい。

言語訓練を受けなかった失語症者の自然経過の客観的評価については、主にアメリカに多くの報告がある。そしてこれらの研究では、言語症状の最大の回復は発症三ヵ月以内に見られたと書かれている。これが、いわゆる「自然回復」と呼ばれるものである。

失語症の原因疾患としてもっとも多い脳血管障害では、出血や梗塞のために病巣の中心部分の神経細胞が壊死に陥ってしまう。本節の冒頭でも述べたが、脳の神経細胞は、赤血球や白血球あるいは皮膚細胞のように日々新しい細胞が発生し、古い細胞に取って代わるものとは異なり、生まれた後はまったく増殖せず、一度死滅すると再生することはない。

しかしこの病巣の周辺には、浮腫や血流の低下により、死滅してはいないが、神経細胞としての機能が障害されている層が発生する。この部位を医学的にはペナンブラと呼ぶが、この部位の細胞は、適切な医療により再び機能を取り戻す可能性を持っている。この半死半生の細胞を生き返らせるための、発症直後の適切な血液の循環の確保や血圧の安定をはかること、具体的には高圧酸素療法や脳の浮腫を除くための脳内の血腫の摘出術などが、予後に重大な影響を与える。また、脳のある部位が損傷されると、その部位と密接なシナプス結合を持っている離れた場所の神経細胞集団の機能も低下することがある(これをダイアスキーシスと呼ぶ)が、これも回復する可能性がある。これらの生物学的・病理学的回復は発症後、大体三ヵ月以内に終了するといわれている。これがいわゆる自然回復の本態である。この自然回復は六ヵ月にも及ぶとの説もある。

次に、このような自然回復の見られる時期を越えてからの失語症状の回復に影響を与える因子の代表的なものについて考察してみよう。

小児失語のケースから

発症したときの年齢が失語症のその後の経過に決定的な影響を与えることは、小児期に脳損傷を受けた失語症（小児失語と呼ぶ）と成人の失語症で、経過が大きく異なることから注目されるようになった。小児失語の経過についての代表的な研究としては、一九六八年のレネバーグのものがある。それによれば三歳未満で発症した失語症では、獲得しかけた言語機能が消失しても、その後、言語機能は再び獲得されるという。しかしこの場合も、残念ながら脳の損傷の大きさによっては全般的な精神機能の低下が見られることもあるという。いずれにしても三歳未満では、言語を司る大脳の機能はまだ固定しておらず、柔軟性があるのであろう。また三歳から一〇歳で起こった小児失語症では、読み書きを除いてほぼ障害は消失するという。さらに一一歳から一四歳で発症した失語症では、回復に制限があるものの、成人で発症した失語症に比べれば遥かに大きな改善が望めるという。

はたして何歳までの発症であれば、失語症の回復に大きな差が現れるのかについては議論の分かれるところであるが、八歳を境にして予後が異なるとするアメリカの報告がある。また福迫は、発症年齢によって残存する失語症状が異なることに注目した。一歳ぐらいで発症した失語症では全般的言語活動の低下だけにとどまるが、二歳前後での発症児は、構音の障害や聴覚的理解力の障害が残りやすいという。また三歳頃の発症例では、復唱障害などの音声言語の症状も残る傾向が見られ、文字の読み書きに障害が残るのは八歳以降の発症例で、一〇歳前後を境に成人の失語症のパターンに似た障害が残るとしている。

綿森は、小児失語では、単語を思い出す（語想起）能力は正常児レベルにまで回復するが、複雑な文法（統語）構造の理解や、音韻分析機能の障害が関わる文字操作能力には問題を残すと報告している。

発症時の年齢と失語症の回復

われわれは、成人失語症者の長年の経過を観察する中で、その臨床経過を発症年齢に着目して整理することをおこなってきた。その結果、ほぼ同じ病巣を持つ成人の失語症者においても、発症時の年齢により、その後の回復のあり方に大きな差のあることがわかってきた。その研究報告の一端を紹介したい。

われわれが長期経過をまとめた失語症者九〇名の症例は、すべて右利きで、発症から二年六ヵ月以上経過を追うことのできたものであり、最長二三年、平均五年八ヵ月という長い期間の経過である。そして失語症状がどこまで改善するのかを、ＳＬＴＡ成績の最高到達レベルで比較することにした。これは、失語症者との長い付き合いの結果可能となった研究である。

この研究で特に知りたかった、発症時の年齢が予後に及ぼす影響を単独に取り出して検討するためには、病巣の広がりと部位を揃えることがどうしても必要となってくる。このため、ＣＴやＭＲＩで病巣を把握できなかった症例は研究対象に含めることができない。また実際の臨床例では、発症時の年齢によってかかりやすい病気の傾向も異なり、また損傷されやすい部位にも差が大きい。そのため、病巣を揃えるといってもたやすくはない。

　これらの問題点を解決するため、あらゆる年代層に起こり、また病巣の広がり方に差の少ない、中大脳動脈という動脈が司っている領域のほぼ全域が梗塞病巣となった症例での成績を比べてみることにした。この中大脳動脈が起始部（根元の部分）で閉塞する病気は、心房細動などの不整脈が原因となって、心臓の中にできた血の固まりが心臓を飛び出して脳へ移動し、中大脳動脈に詰まるという「塞栓《そくせん》症」によるものがほとんどで、二〇代から八〇代の間で、似たような頻度で発症する。また梗塞で障害されてしまう領域が言語野ほぼ全域であることから、病巣の形もほぼ同じになるという特徴がある。

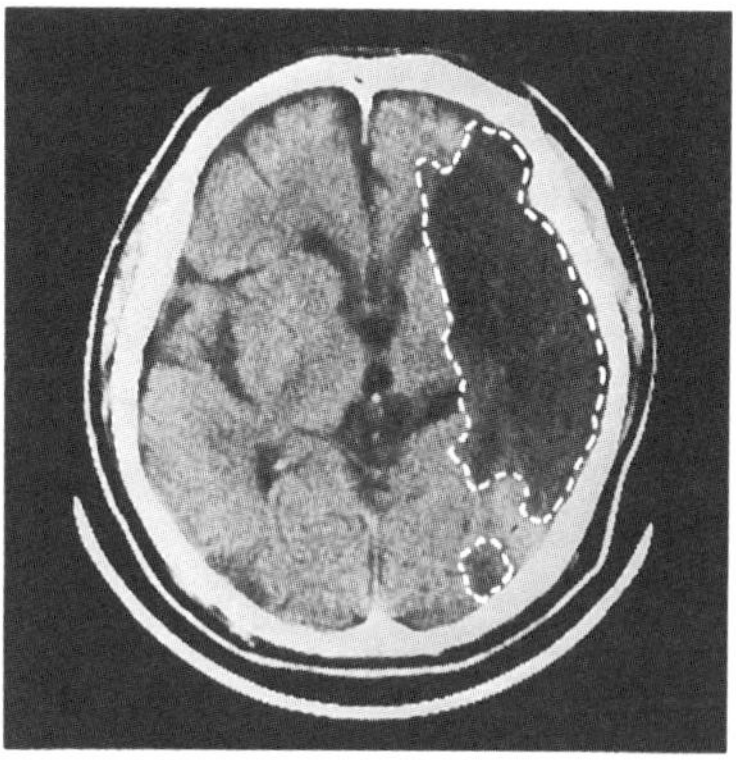

図12　言語野がほぼ全域損傷されたケースの頭部CT画像（点線内が病巣）

　図12は、このような左大脳の言語野が脳梗塞のためにほぼ全域損傷された失語症者の頭部ＣＴ画像である。先に述べたように右利きの人の大半は、言語中枢が左大脳の前頭葉、側頭葉、頭頂葉に局在しているが、左側の中大脳動脈という太い血管がこれらすべての言語中枢部位に血液を運んでいる。この血管が根元の部分で詰まると、図のような

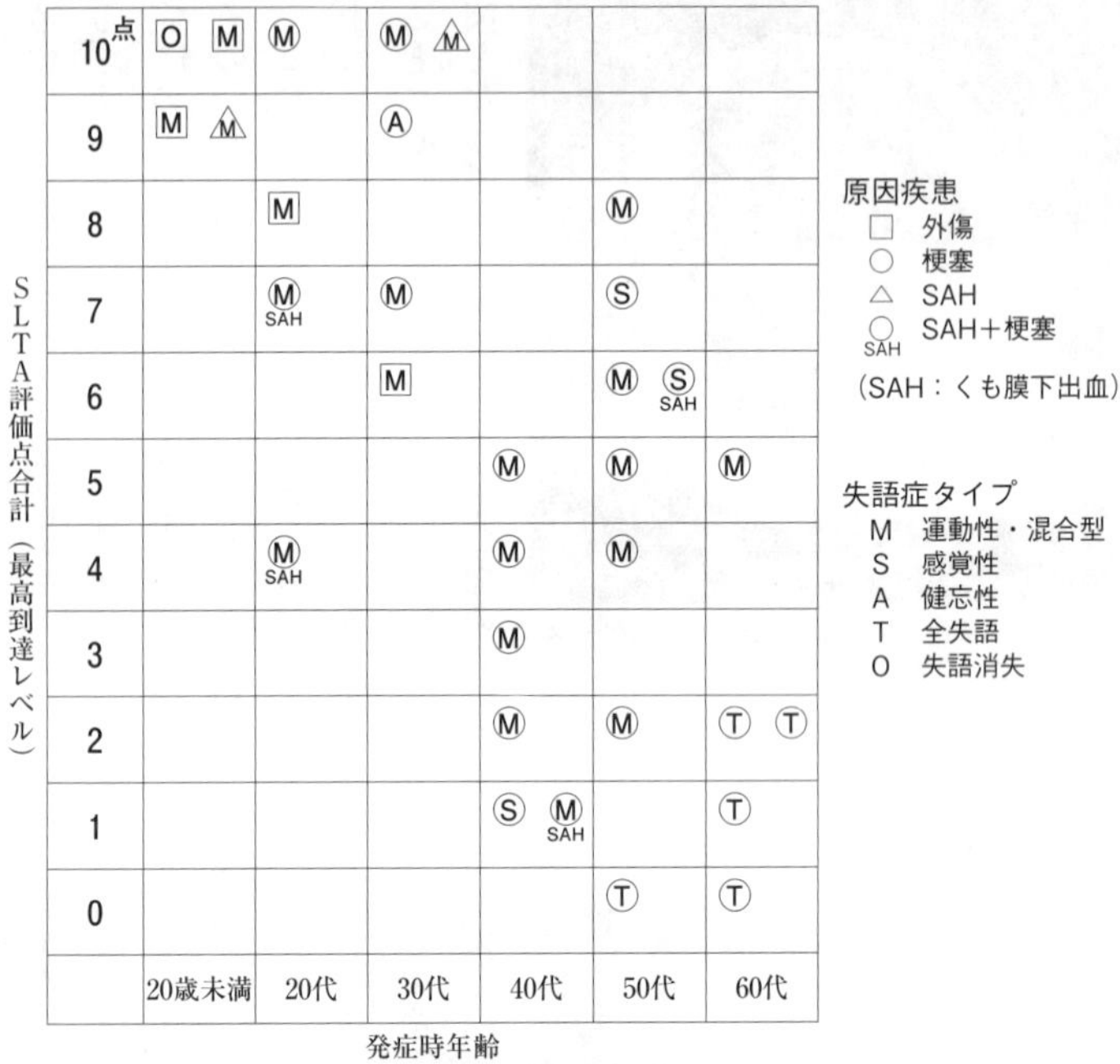

図13　発症時年齢と失語症の回復
（佐野洋子ほか：広範病巣失語症例の長期経過．失語症研究，11：221-229，1991より一部改変）

広範な病巣となり、言語機能をほとんど失うことになる。

　われわれの関心事は、そのような広範な病巣を持つ失語症者が、その後、長期間にわたってどこまで回復するのかという点にあった。そこで、発病後二年半以上経過し、なおかつ失語症状がその失語症者の最高レベルになったと思われる時点の検査成績を比べてみた。

　SLTA成績は二六項目あり、それぞれの得点を単純に足すことは統計学的にできないことから、長谷川らによって開発された「評価点」という統計的に処理された数値に換算して重症度を比べることにした。その評価

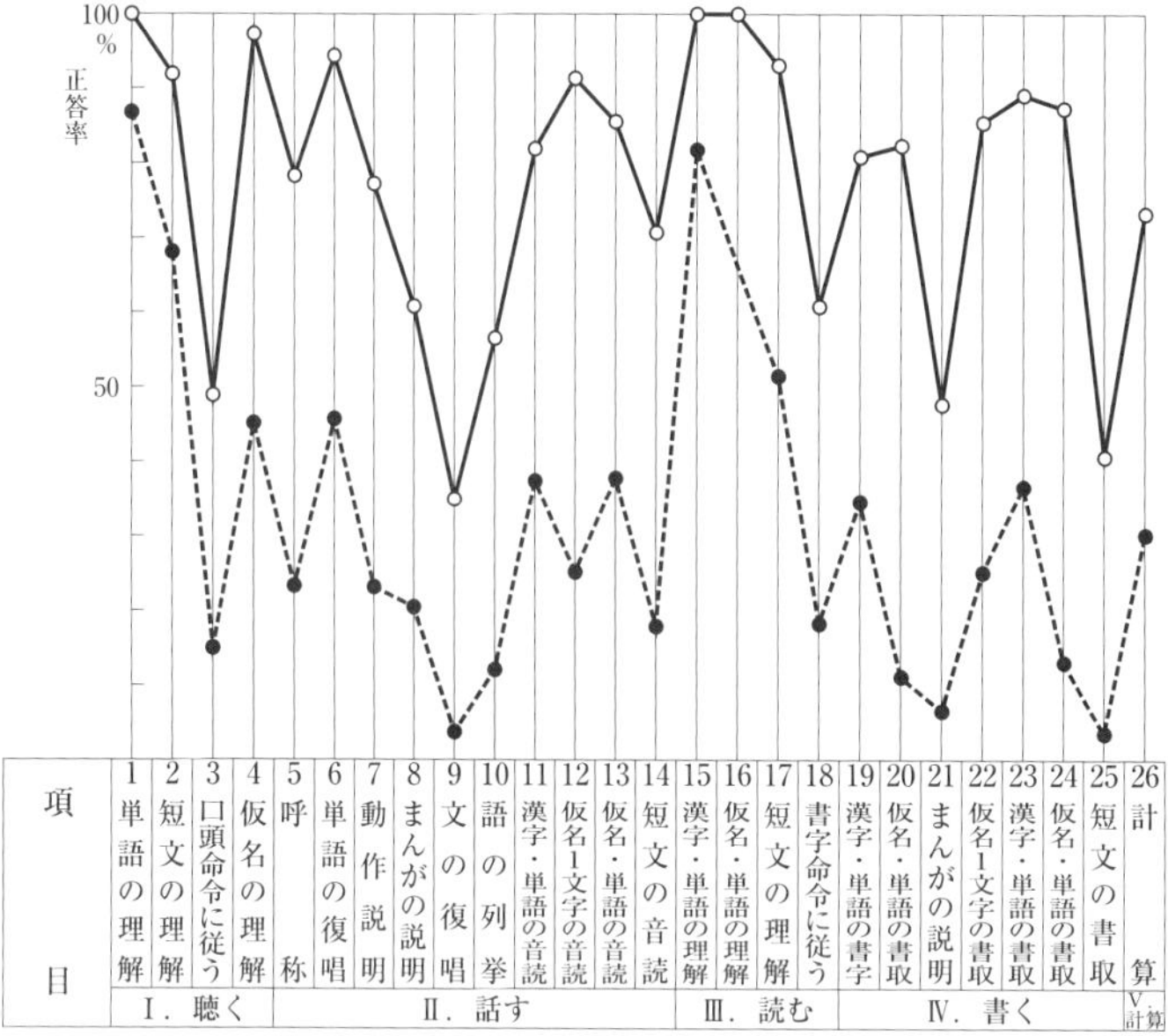

図14　最高到達レベルSLTA成績平均値（広範病巣例）
40歳未満発症例 13名○─○ VS、40歳以降発症例 26名●-●
（佐野洋子ほか：失語症状の長期経過．失語症研究，16：123-133，1996より一部改変）

点の最高到達レベルを発症年代別に表したものが図13である。

言語野のほぼ全域に損傷を受け、一時期は言語機能をほとんどすべて失った失語症者たちであるが、発症年齢が若いほど改善が良好で、それに比べて六〇歳以上では重い障害が残る傾向が明らかである。大きな改善のある年齢とそれがやや難しくなる年齢の境目は、個人差もあってそれほど明確ではないが、成績の分布から四〇歳を基準として比較を試みた。

図14は、四〇歳未満発症の一三例と四〇歳以降発症の二六例の二群に分け、SLTAの全項目について、それぞれの成績最高到達レベルの平均値を比較したものである。これを

見ると、SLTAのすべての項目、すなわち聴く、話す、読む、書くなどの全機能において、四〇歳未満に発症した群のほうが、四〇歳以降に発症した群よりも得点が高い。言い換えれば、若年に発症した症例のほうが、高年齢で発症した例に比べて高いレベルまで回復することが、統計学的にも証明されたことになる。このことは、「若い失語症者は長い目で見ていくとかなりよくなる」というわれわれの臨床的な印象を統計的にも立証できたことであり、うれしいことであった。

等しい病巣での年齢による回復差

広範な病巣を持つこれらの失語症者の経過を、発症年齢別にもう少し詳しく見てみよう。

まず、四〇歳未満で発症した症例（若年齢発症例と呼ぶ）では、ほとんどの場合、発症後三ヵ月で単語の意味理解課題がほぼ可能となり、平均一三ヵ月の時点では、「単語の復唱」「呼称」「漢字単語の音読」「漢字単語の書字」のほか、「仮名の理解」「仮名一文字の音読」「仮名一文字の書取」および「計算」で大幅な改善が見られた。特に、仮名の処理機能が全般に改善してくることが特徴的であった。平均八年二ヶ月の時点では、すべての言語様式にさらに大きな改善が認められ、ごく簡単な内容を文章で話すことができるようになっていた。しかし、「口頭命令に従う」という複雑な文の聴覚的理解の項目、「文の復唱」「語の列挙」や文章を書く項目、「まんがの説明」などの課題では、まだまだ困難が残った。また話し言葉の流暢性やリズムなどの障害（プロソディーの障害）は、そのほかの失語症状が改善した後にも程度の差こそあれ残っていた。

これに対して四〇歳以降の発症例（高年齢発症例と呼ぶ）は、発症から三ヵ月の時点では「単語の理解」や「短文の理解」など、簡単な理解項目が少し可能になるものの、話す・書くという表出機能は重度の障害のままであった。平均一五ヵ月の時点の成績では、「単語の復唱」と「漢字単語の書字」の課題でわずかに得点が回復し、「仮名の理解」「呼称」や音読の諸項目でも多少の回復が見られたが、実用的コミュニケーションに役立つレベルには達していなかった。特に、若年齢発症例では良好な回復が見られる仮名文字の読み書きの障害が、重度のまま持続していることに気付いた。

これをまとめると、次のようなことがいえるであろう。すなわち、広範病巣例でも若年齢で発症した例ほど、一般にすべての言語モダリティにおいて、大幅な、しかも長期にわたる回復を示す。一方、高年齢での発症例では全般に回復が少なく、特に仮名文字の読み書きの能力の回復はかなり難しい。言い換れば、仮名文字の処理に関わる音韻処理機能は回復しにくい機能だといえよう。残された脳で機能の再獲得、あるいは機能の再編成がおこなわれやすい言語機能と、そうでない、いわば回復しにくい言語機能があることは本当のようだ。

病巣の部位・広がりと失語症の回復

すでに見てきたように、病巣が同じなら年齢が重要な要因になるわけだが、逆に年齢に大きな差がなければ、今度は脳の病巣部位や広がりが失語症状の回復に関して重要な視点の一つになる。病巣と失語症の予後との関連については多くの報告があるが、損傷部位ばかりでなく、損傷の大きさも予後と関わることは明らかである。また若年齢発症例では、失われた機能を取り戻すのに残った脳による機能の再編成の力が大きく関与するので、発症から時間が経過した後では病巣の場所や大きさが失語症状と必ずしも対応しないこともわかってきた。そこで、病巣の場所と失語症状の回復の関連を考える上で、われわれは高年齢発症例に対象を限って分析をおこなってみた。

病巣が、大脳の前頭葉と側頭・頭頂葉を分けている中心溝（ローランド溝ともいう）の前にあるか、後ろにあるかということがまず問題となる。病巣が中心溝より前方、すなわち中心前回、ブローカ野などの前頭葉に限局している場合の多くでは、構音失行症状は残るものの、言葉の理解や想起の障害などの失語症状は、六から一二ヵ月後にはほぼ軽快することがわかった。

構音失行については、訓練をおこなわずに放置すると、語唖《ごあ》という、頭の中では言葉を思い浮かべられてもほとんどまったく話ができない状態にとどまることが少なくない。しかし適切な訓練をおこなえば、構音失行の回復はある程度可能である。言い換えれば、前頭葉に病巣の限局した失語症の場合は、たどたどしくて見るからに話しづらそうではあっても、言葉を思い出したり、文章を聞いたり読んだりすることの障害は回復が良好なのである。しかしこのタイプの失語症も、発病初期は症状が重く現れるので、予後の判断を間違えないようにすることが大切である。

一方、中心溝より後方に病巣を持つ症例では、話し方は流暢だが理解面の障害が強い、いわゆる感覚性失語症を示すが、よく調べてみると、長期経過後には軽症に移行する例と重症にとどまる例が存在することに気付いた。この違いには、もちろん病巣の大きさが関係することは確かであるが、病巣の広がり方も関与していそうである。

詳しくいうならば、ウェルニッケ領野といわれる側頭葉の上後方、および頭頂葉の角回・縁上回と呼ばれる部位に病巣が限局している症例では、失語症の回復が比較的良好であるが、側頭葉の下方や弓状束（前言語野と後言語野を結ぶ連絡線維の束）へと病巣が広がっている症例では重症にとどまることが多いように思われる。また症状の特徴でいえば、語聾症状を合併している症例では回復がなかなか難しい傾向にある。これは、単音や単語の復唱がどうしても困難なタイプの感覚性失語症によく見られるパターンである。

以上をまとめると、病巣がウェルニッケ領野、角回、縁上回にほぼ限局している場合は、失語症状の機能回復の可能性の範囲が比較的大きく、一方、同じ感覚性失語であっても、病巣の伸展状況により経過に差が生じるということになる。病初期には一見同じように重症であっても、行く手は異なる可能性があるのである。

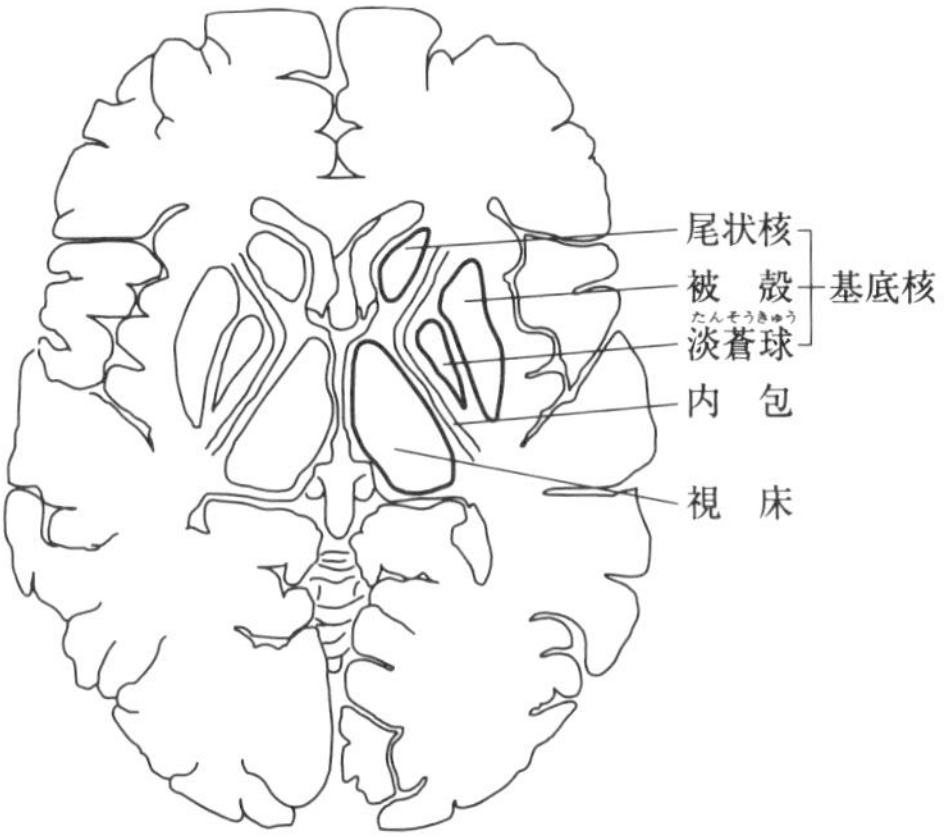

図15　大脳基底核と視床

中年に多い脳内出血の場合

さらに、四〇代から五〇代によく見られる脳内出血による失語症は、また違った経過をたどることがわかってきた。脳内出血は大脳の中心部に近い基底核の被《ひ》殻《かく》という部分によく起こる（図15）。ふだん元気にしているが、高血圧を指摘されている中高年者は多数いる。しかし高血圧を放置しておくと、脳内出血が起こり、手足の麻痺と、場合によっては失語症が発症することになりかねない。

　基底核を中心に起こる脳内出血による失語症の経過を調べると、基底核という部分からの脳出血がどの程度、内側または外側に伸展したかによりきわめて経過が異なることが明らかになった。すなわち、損傷が基底核の部分に限局した場合、失語症は急速に回復し、ほとんどその痕跡を残さないことが多い。しかし、病巣が基底核より外方に及び、外側の言語野の皮質にまで損傷が広がっている症例では、明らかな失語症状が持続する場合が多かった。また、脳出血が内側に及んで脳の内側に損傷が起こり、その結果として脳室（髄液が還流している脳の内側の空間）が拡大したような状態に陥っている症例も回復はよくなかった。

　基底核よりもさらに内側にある、視床という部分に見られる脳出血や脳梗塞による失語症も、それ以外の失語症とは違った経過をたどることがわかってきた。発症当初は失語症状が出ても、長期にわたって残ることは少ない。この場合、わずかに書字障害や計算障害を残すことがあるが、その多くは失語症というよりも、注意力の障害により説明されることが多い。

　このように病巣の広がり方や発症年齢などで、発症初期には似たような重い失語症であっても、予後には大きな違いがあることがわかってきた。これはリハビリテーションを進める上で、大変参考になる情報といわなければならない。

言語中枢の半球優位性と失語症の予後

動物の生態を観察してみると、片方のハサミが大きいカニなど形態的に左右差のある種類も稀には見られるが、哺乳類には形態的左右差のある動物は見られない。チンパンジーはそれぞれの個体によって右または左の手を好んで使うことが知られているが、種全体として見た場合には、人間のような右利き、左利きというのはない。

ヒトだけが民族を問わず、その大部分で右手を優先的に使うのである。なぜ右手を主に使うようになったのか。人類が初めて棒などを振り回すようになったのは、武器として狩りや戦争に使ったのが始まりと推定できるが、心臓が左にあるため、右手を使ったほうがより生命の安全に利するからだとする説がある。いずれにしても直立歩行を獲得したのとほぼ同時に、右手を主として使用する習慣が発達したのであろう。また、言語が発生したのも、これとほぼ同時期と考えられる。このためか、利き手と大脳における言語機能の局在との間には密接な関係がある。

言語中枢は、先に述べたように、脳を横から見た場合ほぼ中心部を占める前頭、側頭、頭頂葉に分布しているが、一般には左半球に存在している。このように大脳の一側半球に言語中枢が存在していることを、言語機能の「半球優位性」という。報告によって差はあるが、右利きの人では九五パーセント以上で言語機能は左半球にあるというのが一般的な見方である。

歴史的に見ると、一九世紀前半にダックスが言語の記憶障害（現在でいう失語症）の約四〇例について、すべて左大脳半球に損傷があると南フランスの学会で発表したのが、大脳半球の機能の左右差についての最初の報告である。一九世紀後半に入ってブローカが、「タン、タン」としか言えない有名な失語症者について発表をしたが、このときは死後の解剖により、この症例の言語喪失の責任病巣は前頭葉の中あるいは下前頭回にあるとのみ述べ、左右差については論じていなかった。その後、二〇例以上の患者さんの例を集めて分析した結果、病巣は左下前頭回に存在するとし、先のダックスの業績が再認識されたことも相まって、ブローカは「われわれは左半球で語る」と論じ、初めて左半球が言語機能を司るという考えが一般的となった。

右利きは、民族を問わず人口の九〇〜九五パーセントを占めているとされるが、右利きの程度にも、まったくの右利きからほとんど両手利きに近い右利きまでさまざまある。また左利きは遺伝性が強く、常染色体性優性遺伝から劣性形など多くの遺伝形式が知られている。すなわち、右利き、左利きの程度は全か無かではなく、多分に段階的なのである。

言語機能がどちらの大脳半球に依存するかについて、一般的に言われていることをまとめると以下のようになる。

(一) 右利きの人の約九五パーセントの言語中枢は左半球に存在する。
(二) 左利き、両手利きの人の約三分の二の言語中枢は左半球に存在する。
(三) 左利きの人の約三〇パーセントの言語中枢は右半球に存在する。
(四) 左利き、両手利きの人の言語中枢は半球への偏りの度合いが低く、特に聞いて理解する能力は両半球に分布する。

そこで肝心な失語症の予後であるが、まず右利きの場合、数パーセントの確率で生じる右半球損傷による失語症は、通常の左半球損傷による失語症に比べ個人差が大きく、病巣と症状の対応や症状の特徴も、左半球損傷による失語症に比べ、一定の傾向を見出しにくいようである。次に、左利きの場合であるが、前に述べたように、言語中枢の一側への局在化が右利きに比べて厳密でないがゆえに、損傷された半球の左右にかかわらず、症状が軽く回復も早いという説がある。ただ、この点についても異論がないわけではない。

高次大脳機能とその回復のメカニズム

それでは、失語症に代表されるような高次大脳機能障害からの回復は、どのようなメカニズムで起きると考えたらよいのであろうか。これが解明されれば、治療につながる道が見えてくるかもしれない。

このことを考える前に、人間の細胞の成り立ちについて少し説明をしたい。

人間の体細胞は三つに大別できる。一つ目は、生後まったく増殖しないもので、これには中枢神経細胞や筋細胞がある。一度損傷されて細胞が死滅すると、一生細胞数は減ったままで経過する。筋肉は鍛えると盛り上がるが、これは細胞が増えるのでなく、一つ一つの細胞が大きくなるためである。

二つ目は、平衡状態では細胞は増殖しないが、いったん損傷されると急に細胞増殖を始め、正常な大きさになると再び細胞増殖を停止するもので、肝細胞がその代表である。

三つ目は、毎日毎日一定量の細胞が死滅し、一定量の新しい細胞が生まれるもので、血液や皮膚、粘膜の細胞などがそれである。

この三つの細胞の型により、臓器が損傷された場合の治癒過程が異なる。血液は、出血したりしても一ヵ月以内に完全に元に戻るので、何回出血しても一定量をオーバーしなければ大丈夫である。中枢神経細胞は再生しないので、いったん壊死に陥ると、その周りにあるグリア細胞に食べられてただ瘢痕《はんこん》が残るだけである。しかし、先にも述べたように、脳梗塞や脳出血では必ず病巣周辺に、細胞は死んではいないが、一時的に機能停止した部位があり、この部分が機能を取り戻す可能性がある。発症初期の急速な神経機能の回復はこのような仕組みによるもので、中枢神経系のどの部位にも見られる共通の現象である。

直接障害を受けた部位に関しては、神経機構の違いによって機能回復の仕組みと程度に差のあることもわかっている。その理由は、それぞれの神経組織の解剖学的、発生学的な違いによるものである。例えば、脊髄損傷による運動麻痺や知覚障害は、発症直後の状態からほとんど回復することはない。それは、これらの症状が脊髄内を縦に走る神経線維の断絶によるもので、再生や回復がほとんど起こらないからである。

一方、いわゆる言語、思考などの高次の脳機能の解剖学的機構には、運動や知覚などのように遺伝的に確立された一次的機能と異なる発生メカニズムが考えられる。

一次中枢、すなわち運動、皮膚感覚、聴覚、視覚などのすぐ隣接する部位に、一次連合野と呼ばれる場所がある。そこは一次中枢でおこなった処理をさらに統合する働きを司っている。例えば一次視覚野は、単に物が見えたかどうかを感じ取る働きをする中枢であるが、そのすぐ前方には、一次視覚野で受け取った情報を、それが何であるかという認識の水準にまで統合する視覚連合野がある。そして情報の処理は視覚連合野にとどまらず、さらに、見ることと身体を動かすことを統合する連合野や、聴覚、記憶などの機能との統合を司る連合野など、より高次の連合野へと続く。一次中枢と一次連合野は短い線維でつながっており、一次連合野からさらに高次の連合野へ、また高次の連合野からほかの高次の連合野へと、複雑な線維連絡網が大脳の中で形成されていくのである。

哺乳類の脳を見ると、高等になるに従って大脳の連合野の占める割合が相対的に大きくなっている。人間ではそれがきわめて大きくなり、前頭葉前部の前部連合野、頭頂から側頭葉の後部連合野とも、非常に大きく発達している。この連合野にも階層性があり、大脳皮質に存在する知覚や運動の中枢の細胞からの軸索は、近くの一次連合野へと延び、そして一次連合野から二次連合野へと、また連合野間をつなぐシナプスを形成する。もっとも高次の思考を司る連合野となると、解剖学的にはあまりに広範囲であり、どこにどのような機能が局在するのかを指摘できないほどになる。この連合野の細胞間の連絡、シナプス接合によるニューロナル・ネットワークは、その数がきわめて膨大である。あらかじめ遺伝的に定まっている接合の青写真は、ごく大まかなものでしかないと推測される。動物実験によると、人差指、中指、薬指の三本をよく動かす訓練を続けると、その動物の一生の中で脳の電気刺激に反応する三本の指の中枢が広がり、親指と小指の部分が狭くなることがわかっている。これは、脳の機能局在が、出生後の訓練いかんによっても多少は変わりうることを示すものである。

このような、最初はむしろランダムであったシナプス結合も、適切な刺激さえあればネットワークが保存、あるいは強化されることがわかってきた。言い換えると、長期間にわたる絶え間ない適切な刺激が、ニューロナル・ネットワークの再形成に重要であるということが科学的に立証されつつあるということである。この考え方は、ネットワークが傷ついた後の機能を再編成するために適切な刺激を与えることを基本とするリハビリテーション医療の、理論的なバックボーンとなり得る。特に、失語症などの高次大脳機能障害の場合には、長期間の積極的なリハビリテーションが機能を大幅に回復させる可能性を持っており、一次的神経機能の障害以上に、再編成の可能性が大きいのである。失語症は、長期間にわたるねばり強いリハビリテーションによって、かなり回復が期待できると考える所以である。

第二部

脳が言葉を取り戻すとき

——ある失語症者の長い旅路

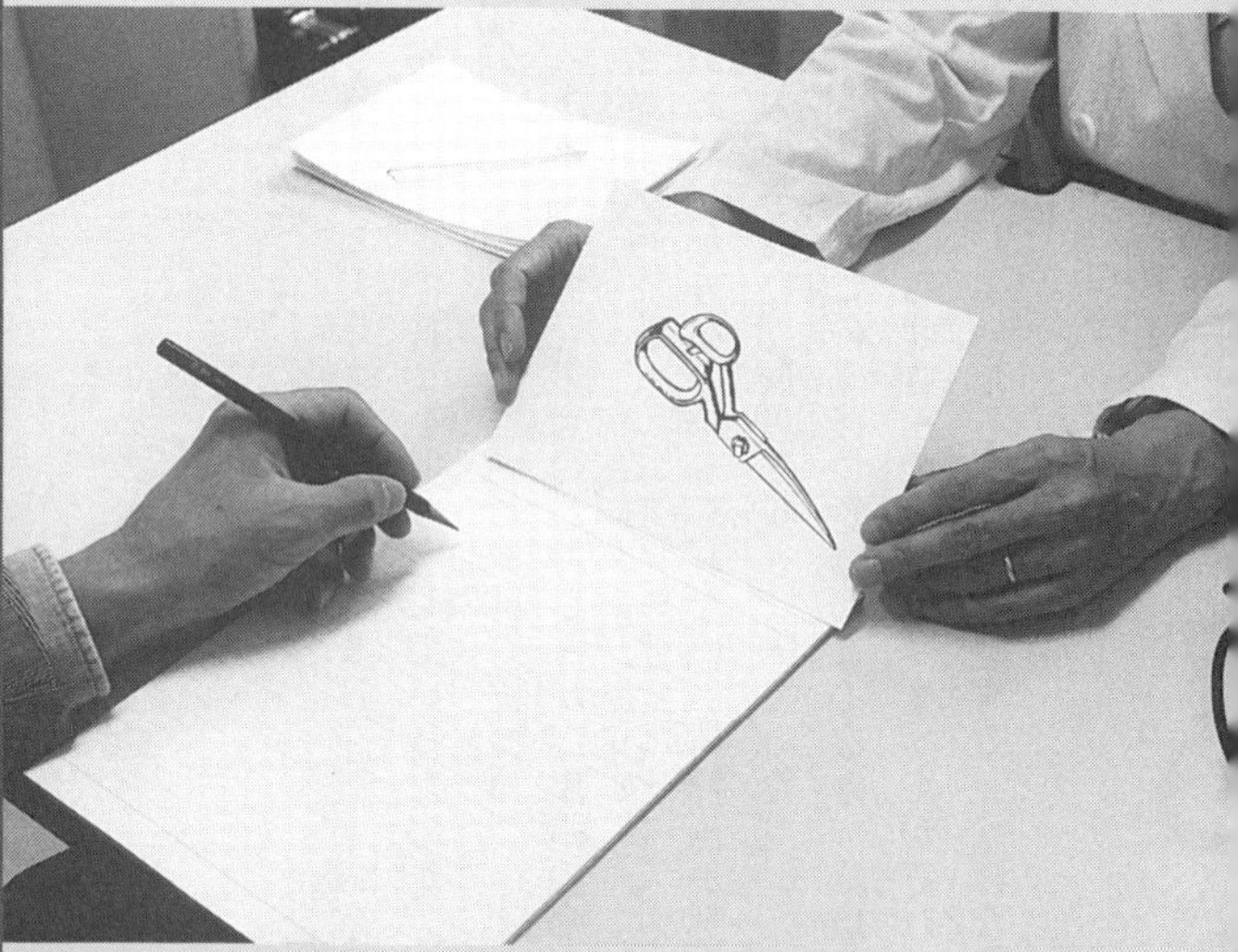

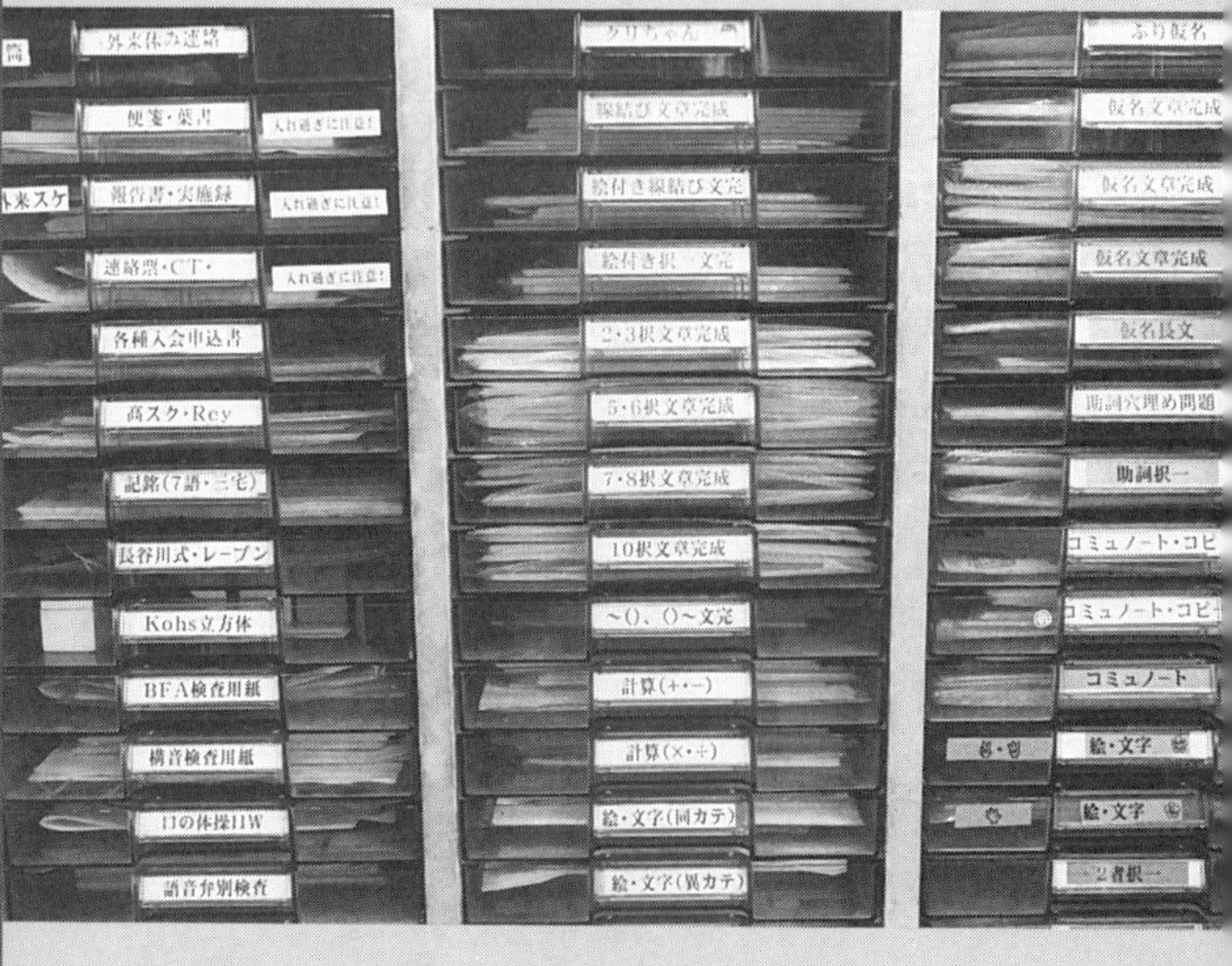

第四章　脳は言葉をどのように取り戻すのか

石井さんのケース

働き盛りのビジネスマンが、ある日突然、脳卒中のために言葉を失った。その日から、どのような道筋をたどって言葉を取り戻していったのか、石井さんという一人の失語症者の歩みを、カルテの記録をもとに記述してみたい。

三八歳の雄弁で元気者の石井さんが、出張の帰りに意識不明になって新幹線で発見されたのは、三月も終わろうとしている日だった。いつになく早い時間に新幹線に乗ったのは、何となく体調に不安があったからなのかもしれない。新幹線が熱海を過ぎる辺りでは早咲きの桜が、夕暮れの迫った箱根の山を背に、爛漫と咲き誇っていた。

石井さんは、この直後に意識がなくなり、終点の東京駅で病院に収容されることとなった。

そのときから石井さんの人生は、すべてがそれまでとは違うものになってしまった。しかし、何もかも違ってしまったと本当に実感するようになるには、この後、長い時間がかかることとなる。

思いもかけず、突然言葉を失ったとき、失語症者とその家族はそれまでの生活からは想像もできなかった困難に直面しながら生きていくことを余儀なくされる。それまでの生活とその後の生活が、不連続のような気さえすると多くの失語症者が言う。

はたしてその道筋はどういうものなのか、失語症の回復に取り組む石井さんとその家族の長い戦いの記録を紹介することによって、失語症者のリハビリテーションの経過をたどってみたい。実際には、発病からのそれぞれの時期、障害の違い、家庭や職場などの諸条件が各人で異なるので、その解決の道筋も一様ではない。すべての場合を書きつくすことは難しいので、石井さんという典型的な失語症者の経過を記すことで、失語症者とその家族が出会うさまざまな問題を整理してみたい。

この記録を通じて、言葉を失うことによってそれまで言葉を介して保ってきた人と人、人と社会の関係がいかにたやすく崩れるのか、言葉を失っても崩れない確かなものは何であるのかなどについてももう一度考えてみたいと思う。

脳梗塞の発症～救急病院へ

新幹線の中で意識不明になっているのを発見され、救急車で近くの病院に運ばれてから三日後、石井さんは奥さんが「お父さん！」と大声で呼びかけると、ようやく目を開けて奥さんのほうを見たという。何か言いたいらしいが言葉にならない。医師からは「意識が戻ったようですね」とだけ言われた。

奥さんはこのときの気持ちを、後にこう語っている。

「意識が戻ったと言われて、言葉にならないくらいうれしかった。このまま死んでしまうのではないかという恐怖につぶれそうな三日間でした。右手と右足はすっかりだらりとなっていて、どうも麻痺してしまったらしい。話はまだできないけれども、そのうちにだんだん話せるようになるのだろうと努めて考えるようにしていました」

一週間ほどたつ頃には、少しずつ口から食べることもできるようになり、何か話しかけると、「うん、うん」とうなずく。痛いところがあるのか、さかんに身体を動かして、「あ――、あ――」と言いながら訴えようとするが、何のことかわからない。口の動きを少しでも読み取ろうと、奥さんは石井さんの口元を見つめるが、手がかりは得られない。

「背中が痛いの？」と言っても首を横に振るし、「おしっこですか？」と言っても、首を横に振る。いろいろ聞いてみるが、苛立った様子で、「ああ――、あああ――」と大声を出すだけ。何のことかわからず、奥さんは途方にくれてしまう。

「言えないなら、書いてください」とノートを広げ、マジックペンを左手に持たせてみる。石井さんは何か書こうとするが、文字が思い出せないのか、縦に線を三本書いただけで、マジックを投げ出してしまう。

左手だから字が書けないのかもしれない。大きく書いた五〇音表を見せれば、言いたい言葉を指させるかもしれないと考えた奥さんは、五〇音表を作って石井さんの目の前に持っていき、「何が言いたいんですか、指でさしてみて」と言ってみるが、石井さんはあちこちの文字をさして迷ったあげく、手を振って駄目だという仕草をしてやめてしまった。

二週間後、医師から現在の病状について説明があり、左大脳半球の大部分が脳梗塞で損傷してしまったこと、右の手足に強い麻痺があること、失語症という言葉の障害が現れていることを知らされた。脳のCT写真では脳の左側の三分の二ぐらいが黒くなっていて、素人目にも大きな病巣であることがわかった。

「今後、リハビリテーションの専門の病院へ移って訓練をしたほうがよい。まだ若いので、いくらかはよくなるだろう」という医師の説明に少しほっとして、専門病院への紹介を依頼した。

この頃、石井さんは行動に落ち着きがなく、ちょっとしたことで苛立ってばかりいた。例えば、喉が渇いて飲み物が欲しいとき、奥さんを呼びつけ、左手を伸ばしたり曲げたりして何か欲しいことを示すが、「お茶」と言うことができない。奥さんが「おしっこですか?」「寒いんですか?」「お水ですか?」「気分が悪いんですか?」と次々に質問をするけれども、言葉の意味がよくわからないのか、石井さんはさかんに首を振って、どれにも違うというジェスチャーをし、そのうちに伝わらないことにいらいらしてきて、「ない、ない」と大声で怒り出してしまう。

奥さんは「私の主人は何も理解できなくなってしまったのではないか」という思いにとらわれる。しばらくして、奥さんが自分の気持ちを立て直そうとお茶を入れて、ご主人にもお茶を差し出すと、「おお、おお」と言っておいしそうにお茶を飲む。「お茶が欲しかったの」と言いながら、奥さんの目に涙が浮かぶ。

毎日様子の違う石井さんに、奥さんはすっかり振り回されて疲れが重なっていった。

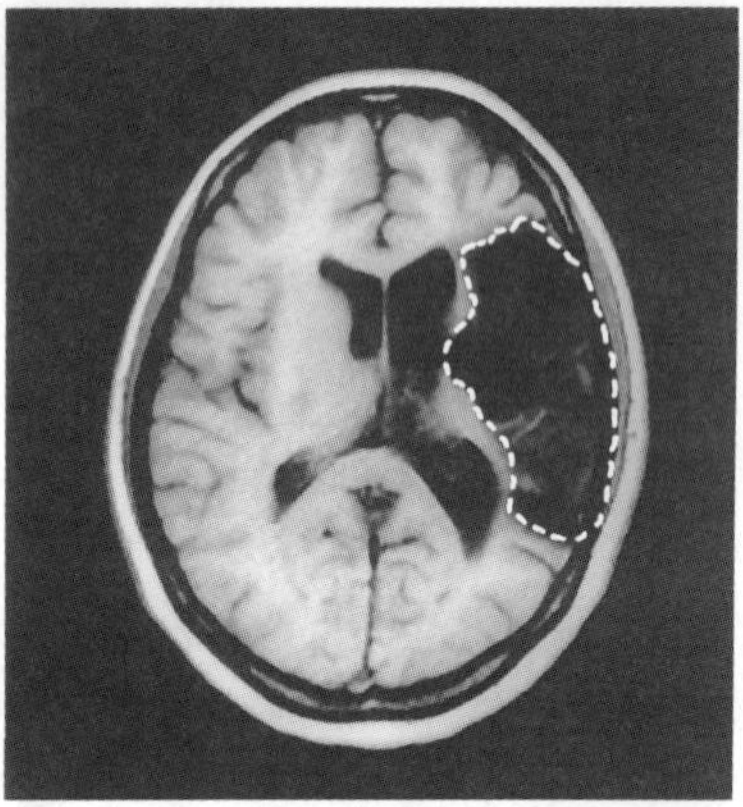

図16　石井さんの頭部CT画像（点線内が病巣）

発病初期の混乱～医療スタッフの役割

石井さんの場合、左大脳半球に血液を送っている中大脳動脈という太い動脈が根元の部分で詰まってしまったため、CT写真（図16）に示すように、左大脳半球にある言語野がほとんど全域損傷されてしまっていた。また、右手足の運動を大脳から手足に伝える神経の束が走る内包《ないほう》という部分も完全に障害されている。

このような広範な病巣による失語症は、往々にして重症で、発病後間もない時期には「全失語」という、あらゆる言葉の機能を喪失していることが多い。石井さんの場合も、聞いて理解する、文字の意味を理解する、話す、書くのいずれの機能もほとんど失われており、また声は出るが、音韻を構音する機能さえ失われている。

そればかりでなく、発症したばかりの頃は、脳がしっかりとは機能せず、少しぼんやりしていたり、少しの刺激で興奮したり気分が不安定になったりする。これらの症状を「通過症候群」と呼ぶ。これは、損傷された脳の周辺に浮腫《ふしゅ》などの反応が起こっているためで、時間の経過と共に軽快していくことが多い。しかし患者さんの示すこのような通過症候群の諸症状は、ただでさえ不安な家族をさらに悩ませることになる。両者の不安があいまって、患者さんも家族もさらに不安が強くなることが少なくない。

特に、言葉の意味を理解しにくい重度の感覚性失語症の患者さんの場合、この通過症候群の問題は深刻である。感覚性失語症者の多くは身体に麻痺がなく、自分が病気になったこと自体を自覚しにくい。その上、失語症のため人の話の意味を理解しにくいので、周囲の人の説明や説得があまり役に立たない。そのため、点滴をはずす、大声を出して怒る、病院から抜け出してしまうなどのさまざまなトラブルが起こることが多い。

この時期にいちばん大切なことは、患者と家族の不安を軽くするために、医療スタッフが失語症について適切な説明や助言を充分におこなうことである。失語症状の特徴や、コミュニケーションの取り方、看護上の注意などが充分に説明されていれば、石井さんの奥さんもご主人に五〇音表を出して指させることもなかったであろう。また、「夫が何も理解できくなってしまった」などとおびえることもなかったであろう。「どうしても患者さんの意志が汲み取れないときは、じっと手を握ってあげているだけでも不安が和らぎます」といった助言は、家族にも落ち着きを与えるものである。

また医療スタッフに失語症についての知識が充分でないとき、この失語症者の混乱状態が痴呆と誤って診断されることがある。医療チーム全体が、失語症の患者の急性期のケアについて熟知することが望まれる。

失語症との戦いの始まり〜リハビリテーション病院へ

石井さんが倒れてから一ヵ月がたち、リハビリテーション専門病院へ転院する日がやってきた。リハビリテーション病院には一般病院と違って、車椅子に乗った人、杖をついた人が病院中に大勢いる。前の病院では、患者さんは少数の元気な人を除けば、みんなベッドに寝ていた。ところがここでは、日中ベッドに寝ている人は少なく、ベッドはほとんど空。みんなリハビリテーション・センターや病棟の中を動き回っている。

石井さんは四つベッドがある病室に案内された。患者さんの一人は七〇歳ぐらいのおじいさんで、時々奥さんと小声で話をしているので、会話はできるらしい。あまり元気がないようだ。もう一人は左手足が不自由らしく、腕を肩からつって車椅子を使っている六〇過ぎの男性。いかにも元気そうで、石井さんにすぐに話しかけてくれた。言葉の障害はないようだ。

もう一人の人は四五歳ぐらいだろうか。身体に不自由はなさそうだ。さっさと歩くし、どう見ても患者さんとは思いにくい。名札に松島と書いてある。

石井さんは夕刻まで、看護婦の説明、主治医になるらしい先生の診察、着替え、レントゲン撮影、採血とあわただしく過ごした。食事が終わると、奥さんは小学校三年生と一年生の男の子の待つ家へと急いで帰っていった。

疲れてベッドでぐったりしている石井さんに、松島さんが話しかけてきた。

「いいですか。よろしくお願いします。なんかあったら、やってください」

松島さんが失語症であることは、しばらくたってからわかる。

次の日早速、車椅子でリハビリテーション・センターに連れていかれた。広い体育館のようなところに、ベッドやら鉄のパイプが二本並んだ歩行練習器など、たくさんのリハビリテーション用の機具が置いてあり、そこでおびただしい数の患者さんが寝ころんだり歩いたりしている。隣の部屋では大きな机に向かって、何か作っている人や字を書いている人などが、これまた大勢いる。
「言語室」と書いてある小部屋に連れていかれた。看護婦さんは、「さあ、しっかり勉強してきてください」と言うなりいなくなってしまった。これが石井さんの、失語症との戦闘開始であった。

恐怖の失語症検査

言語訓練の担当は若い女性。このスタッフをSTと呼ぶらしい。「昨日入院なさったんですね。大変でしたね。疲れていらっしゃいますか？」といきなり話しかけてきたが、石井さんは「はい」とだけ言ってうなずいた。この頃、「はい」とか「そう」とか、「んんん」など、あいづち程度は言えるときがある。

「夕べは、お休みになれましたか？」…………〔うなずく〕
「奥様は、来ておられますか？」…………〔うなずくが、次に首を横に振る〕
「お子さんはいらっしゃるんですか」…………〔うなずく〕
「何人ですか」…………〔答えがない。どう答えたらよいかわからないらしい〕

いくつか質問が続いたが、何を聞かれているのか言葉の意味がよく理解できない様子で、石井さんは当惑気味。

次に「お名前を書いてください」と言われて、左手に鉛筆が渡された。左手で初めて字を書く。石井さんは、名前を書けと言われていることは了解したのか、「石」まで書いたが後が続かない。

三〇分ほどして、「では、また明日」ということで終了。

翌日から、「標準失語症検査（ＳＬＴＡ）」による本格的な検査が始まった。

「では、失語症の検査をおこないます。石井さんにとってやさしい問題も、少し難しい問題もありますが、訓練の方針を立てるためにどうしても必要なので、よろしくお願いします」

石井さんの表情に緊張が走る。

「聞いて理解する力を調べます。ここに絵が描いてありますが、象の絵はどれですか？　指さしてください」…………これは正解。

「りんごはどれですか？」…………これも迷ったが正解。

「牛はどれですか？」…………これもわかる。

単語を一語だけ聞いて六枚の絵の中から正しい絵を指さす課題は、少し迷ったが一〇問中九問正解。日常的な単語ならば聞いて理解できるようだ。

次は文章を聞いて理解できるかどうかの検査。「子犬が眠っているのは、どれですか？」というように、短い文章を聞いて、四枚の絵の中から該当する絵を指し示す。これも一〇問中六問正解。

ところが、次に一〇個ほどの品物が机の上に並べられ、「この品物を使って私が言う通りに動かしてください」と指示が与えられた。すると石井さんは、「鉛筆の横にはさみを置いてください」などの指示の文章が理解できない様子で、一〇問中一問正解しただけ。このあたりで石井さんは頭の中が混乱してきたのか、表情がこわばり、落ち着かない様子でさかんに身体を動かしたり、首をひねったりする。この日はこれで終了。

次の日は、まず仮名文字が横に六文字並んでいるのを見せられて、「〝と〟はどれですか？　指してください」と言われた。石井さんは考えてから「す」の文字を指さした。まぐれ当たりもあってか、一〇文字中二文字正解。このとき、「と」「な」など、それぞれの音を復唱しようとしていたが、いずれの音も「あ」あるいは「は」「お」などとなって、正しくは復唱できなかった。

この後、話し言葉の課題が続く。猿が描いてある図版を見せられ、「これは何ですか」（物の名前を言う。このような課題を「呼称」と呼ぶ）と尋ねられると、石井さんは「あ……あ……おお……」と言う。単語の最初の音のヒントとして「さ」と聞かされたが、これに続いて「お」と言った。「ね」のヒントに対して「お」と言ったのは、「さる」という二つの音でこの単語が成り立っていることが少しはわかっているのかもしれない。結局、呼称課題二〇語のうち、一つの正解もなかった。

次におこなった「単語の復唱」も難しい。

「さる」…………「お……あ」

「やま」…………「ま……あま」

「でんしゃ」…………「……ぇんあ」

「うみ」…………「うい」


こんな具合で、もう一度、ヒントとして同じ単語を聞かせても正解に至らない。

これに続く、「動作を説明する」「まんがの説明」「文の復唱」「語の列挙」「漢字単語の音読」「仮名一文字の音読」「仮名単語の音読」「短文の音読」といった、話し言葉に関する課題は、ほとんど何も言えない状態で終わってしまった。

しかし次におこなった、「漢字単語」のカードを見て、六枚ある絵の中から該当する一枚の絵を指さす「漢字単語の理解」の課題は、ほとんど正解。今日はここまで。

石井さん以上にそれを見学していた奥さんの顔がこわばっている。「初めはみなさん、このような状態なんですか?」と廊下に出たところで、奥さんがSTに小さい声で質問してきた。STは「いろんな方がおられます。検査がもう少し進んだらご説明しましょう」とだけ答えた。

次の回は、前回の文字理解の課題の続きで、「仮名単語の理解」を漢字単語の理解課題と同じようにおこなう。仮名単語は漢字単語のときのようにはさっと理解できないようだが、一〇問中八問正解。

しかし、この後におこなわれた文章カードを見て意味を理解する、「短文の理解」と「書字命令に従う」という課題はあまりできなかった。内容は、聴覚的理解検査の「短文の理解」「口頭命令に従う」と同じである。石井さんのように仮名文字の情報処理に障害のある人は、助詞や助動詞などの仮名の部分の理解が困難なため、文字で書かれた文章を理解することが難しくなる。文章の理解といっても、聴覚的理解と視覚的理解では処理過程が異なることは第一部の第二章で述べた通りである。

最後に、紙と鉛筆が渡された。書字能力の検査として、日常的な物品の絵を見てその名称を漢字と仮名で書く課題と、これと同じ単語の書き取り（漢字と仮名）課題がおこなわれた。石井さんは、漢字単語五問のうち一問だけかろうじて書くことができた。しかし仮名で書く課題では、仮名文字をまったく思い出せないのか、単語のいちばん最初の文字をヒントとして示されても、首を傾げたままだった。

また、仮名一文字ずつの書き取り課題でも、仮名文字を一応書きはするが、一文字も正解はなかった。このほか、漫画のストーリーを自発的に書く「まんがの説明」課題と、三ないし四文節の短い文章を書き取る「短文の書取」課題があったが、これはまったくお手上げであった。

その後に加減乗除それぞれ五問ずつの筆算の計算問題があり、石井さんは足し算で三問、引き算で二問正答したが、乗除算は九九を思い付かないのか、わからないらしい。ただし、計算の答えは正しくなくとも、答えにはとにかく何かの数字を書き、決して漢字や記号などは書かない。少なくとも、文字の種類の判別はきちんとついているのだろう。

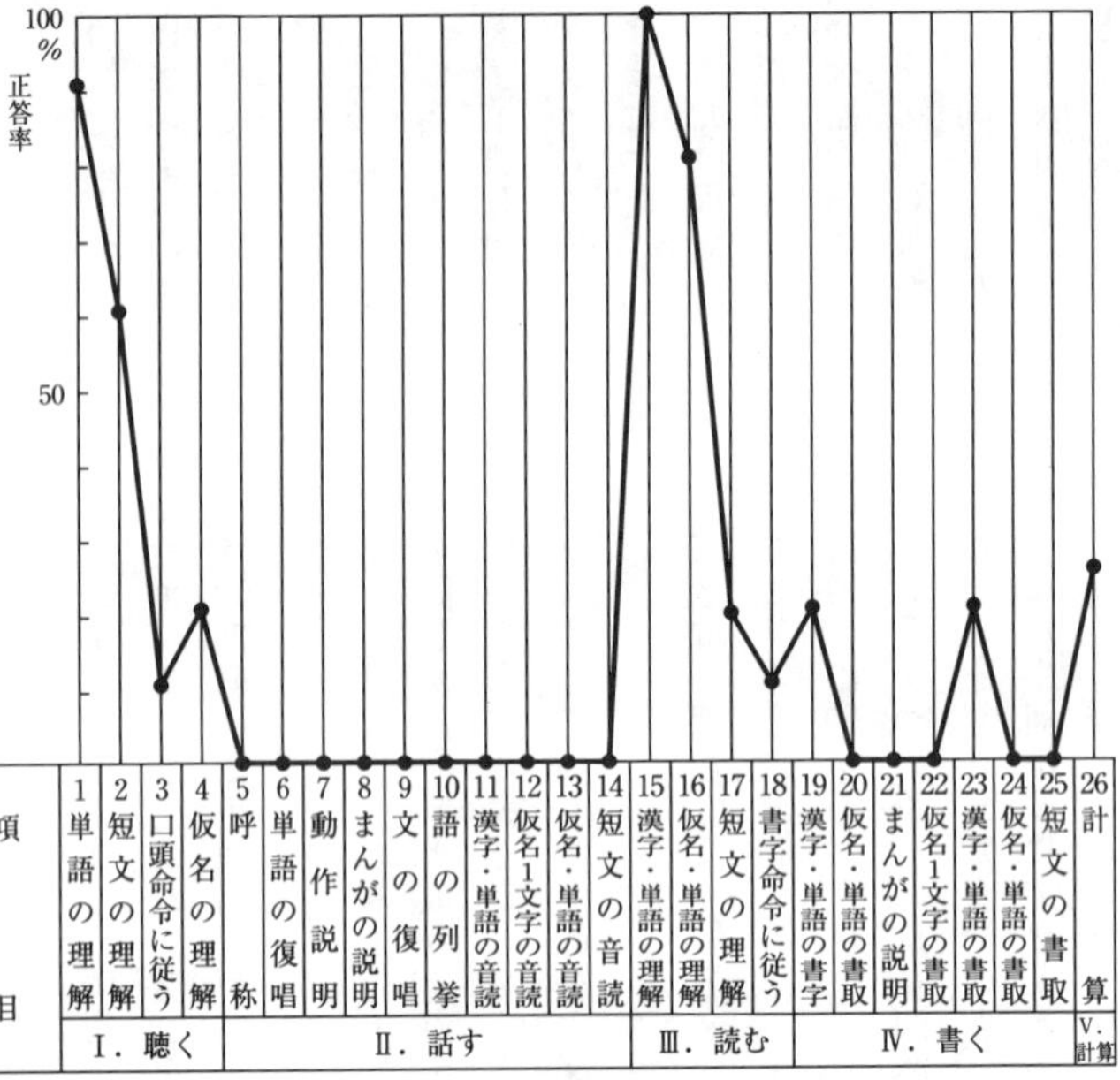

図17　石井さんの初診時SLTA成績

失語症状の詳細な検査は、言語訓練のプランの立案には欠かすことができない。石井さんを通じて紹介した検査は、標準失語症検査（略称SLTA、図17）という、わが国で一般に広く用いられている検査である。この検査は、聴覚的理解力、発話、視覚的理解力、書字、計算の五つの大項目、二六の小項目から構成される。

標準失語症検査のほかにわが国では、笹沼らによる失語症鑑別診断検査や、カーティスにより開発され日本語版として杉下らにより標準化されたWAB失語症検査日本語版などが使用されている。

一つの失語症検査では、障害を網羅的に把握するには必ずしも充分ではない。訓練計画を立てるためには、これらの基本的な検査のほかに、失語症状をさらに詳細に調べていく必要がある。自由な会話の状態、長い複雑な文章の聴覚的および視覚的理解、仮名文字の読み書き、復唱など、掘り下げ検査といわれる個別の検査を、障害に合わせて適宜おこなう。

この一連のテストは、石井さんにとっても、検査をおこなうSTにとっても、できないことに直面しなければならないという意味でつらい作業である。

まだまだ検査が続く～失語症を取り巻くそのほかの高次大脳機能障害

失語症者のリハビリテーションを始めるにあたっては、ここまでに述べたような言語機能の検査のほかに、失語症の背景に潜んでいるかもしれないそのほかの高次大脳機能障害も併せて調べる。その上で、高次大脳機能障害の全体像を見渡して障害のメカニズムを推論し、これをもとに訓練計画を立案する。

ここではまず、「認知機能」の障害の程度が問題となる。「認知機能」とは、目や耳などの感覚器が捉えた外界からの刺激情報を統合したり、そのものが何であるかの意味を認識する機能のことである。

また、「高次動作性障害」に関する情報も不可欠である。これは、麻痺や失調といった運動障害はないものの、口腔顔面の動作や、道具の使用、身振りの動作、図形を書き写すなどの動作がうまくおこなえない障害を指し、第二章の構音失行の説明で述べたような、運動の仕方を大脳から運動器官に指令する過程で生じる障害と考えられている。

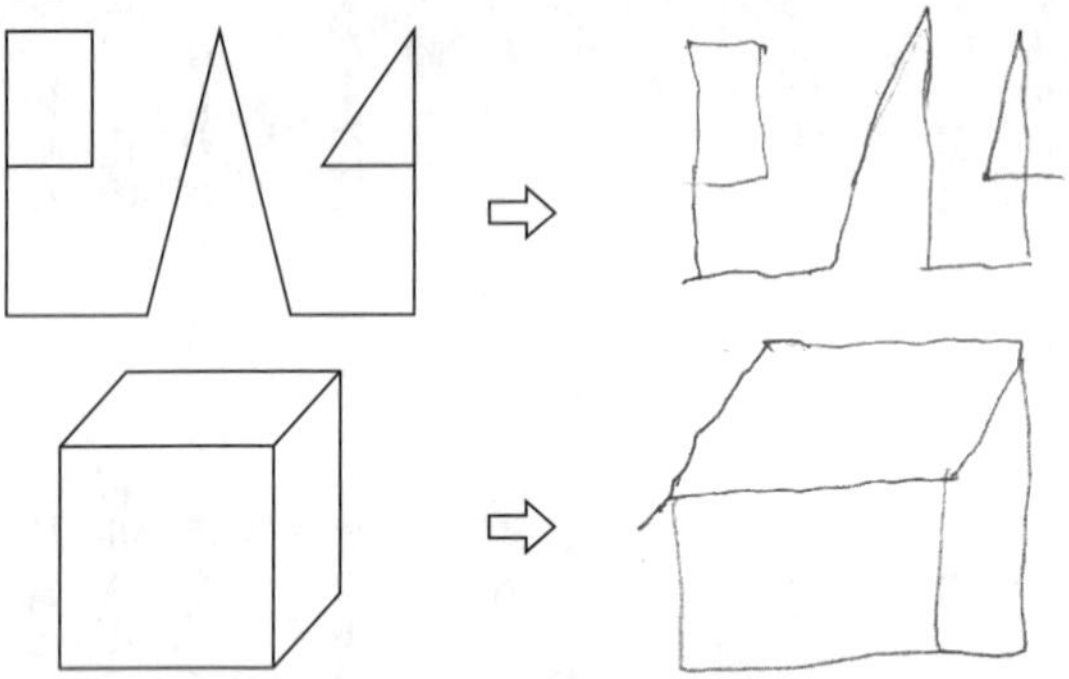

図18　図形模写課題

特に重要なのは、口腔顔面失行と呼ばれる症状に関する検査である。口腔顔面失行とは、口唇、舌、頬などに麻痺がないのに、意思通りに動作をおこなうことができない高次動作性障害の一型であり、失語症者によく出現する。つまり、意図したように口腔顔面の器官をスムーズに動かせないのである。ただし、これが運動性失語症に見られる構音失行を引き起こす原因のすべてではない。口腔顔面失行があっても流暢に話をする感覚性失語症の症例も存在する。

そのほか脳機能の全般的な低下や、精神心理的状態などに関する情報も大切であり、高次大脳機能障害に関する検査は、多数ある中から症状に合わせて適宜選択しておこなわれる。

石井さんには次のような検査がおこなわれた。

最初は、図形の模写。「この形をここに描いてください」と、くねくね曲がった線画と、立方体の図版を石井さんは見せられた（図18）。左手で描くので線が描きにくいのか、左右のバランスが少しおかしい。立方体は特に難しく、うまく描けない。「右下のほうが少し変ですね」と言われた。

次に、水平に並べられた二〇センチほどの三本の直線を見せられて、「この線の真ん中はどこですか。印をつけてください」と言われた。何を言われたのか石井さんはよくわからなかったようだが、やり方を何回か実際に見せられて指示を了解。これは左右の視空間認知の障害（半側視空間無視）を調べる検査で、二〇センチの直線の中心点から左右一センチ以内ならまずまずということらしく、無事通過。

さらに、ある一定の規則に従って図柄を選択するレーブン色彩マトリシス検査がおこなわれた。石井さんは、三七点満点のうち三〇点取れ、「かなり、いいですね」と言われた。この検査は、視覚認知障害がない場合、言葉を介さない知的機能の鋭敏な検査として広く使われているとのこと。

翌日、石井さんは、舌や口唇など言葉を話すために用いる器官に麻痺がないかどうか調べられた後、口腔顔面失行の検査を受けた。石井さんはこの検査では、いろいろと問題があった。検査は、口頭で指示があった後、正しい口の形を見せられてそれを模倣するというものである。

「口を開けてください」…………正解。

「舌を出してください」…………まず口を大きく開け、いったん閉じた後、舌を出すがすぐに引っ込めてしまい、出したり引っ込めたりと安定しない。

「息を吹いてください」…………口を大きく開けて、次に「ハー」と言う。息を吹き出す動作はできない。
「唇をとがらせてください」………口をいったん横に引いて、戸惑った後、正解。
「舌打ちをしてください」………口を開いて歯を見せる。次に舌を出す。
「咳をしてください」………「アー」と声を出し、困った様子でうなずく。

こういった具合で、自分の身体でありながら、指示されたように舌や唇などをうまくコントロールして、思ったように動かすことができない。「口の周りに麻痺もありませんし、これは口腔顔面失行ですね」と言われた。石井さん自身も、唇や舌の動きの具合がどうも悪いことに気付いた様子。

このように石井さんの高次大脳機能障害の全体像が少しずつ明らかになっていった。

言語訓練の開始

病院に入院してから一週間が過ぎ、石井さんの戸惑った表情もいささか和いできた。とにかく朝起きて、洗面をして、トイレに連れていってもらい、着替えをして、ご飯を食べ、あれこれリハビリテーションの訓練に連れ回され、夕飯を食べると消灯時間まで小休止。

まだ車椅子に一人で乗り移れない石井さんは、何かと不自由が多く、看護婦や家族に頼みたいことがあってもうまく伝えられないようだ。

言語室では、二人のSTが石井さんの担当に決まり、さまざまな検査の後、いよいよ言語訓練が始められることになった。

石井さんは、「理解も表出も重く障害された、混合型失語の重症例」と診断された。幸い視覚的認知能力に特に問題はなく、知的な冴えもある。また口腔顔面失行はあるが、そのほかの高次動作性の障害はほとんどない。ただし構音失行症状は重症で、母音のほかはわずかな音韻しか言えない。仮名はまったく読み書きができず、漢字も名前や自分の会社名の一部がわずかに書けるだけである。

STたちの検討の結果、第一期（初期）の訓練計画として、次のような方針が出された。

(1)　日常の最低限のコミュニケーションの確保

このために、まず家族や看護婦などの医療スタッフに石井さんの失語症状をよく説明し、コミュニケーションを取る上での次のような注意点を伝えた。

＊聞いて理解する能力がはなはだ心もとないので、漢字単語を示しながら、ゆっくり話しかけるようにする。

＊石井さんに、漢字単語を指さしてもらうことは有効。

病院生活で必要な最低限の情報を指でさせるように、言語室でコミュニケーション・ボードを作るので活用して欲しい。

(2)　不自由でもコミュニケーションを取れるという体験を増やす

訓練室でいろいろな質問に「はい」「いいえ」で答える、あるいは石井さんの興味に合わせて新聞や写真などを指さす、コミュニケーション・ボードを用いて、石井さんの言いたいことを汲み取る、などを徹底的におこなう。この際、表現方法は話し言葉にこだわらず、あらゆる手段を用いるようにする。家族にもこの様子を見学してもらい、家族間のコミュニケーションを増やすよう促す。この後、意思の通じた内容をＳＴや家族がノートに書いて石井さんに示す。

(3)　意味の理解障害へのアプローチ

日常的な物品の絵や家族の写真などと該当する音声や漢字単語を照合する訓練をおこなう。

(4)　漢字単語書字能力の獲得への基礎的アプローチ

意味理解訓練に用いた単語の中で、比較的簡単な漢字単語の模写練習をおこなう。

(5)　構音先行へのアプローチ

負担にならない範囲で、簡単な音韻の復唱訓練をおこなう。経過によっては、構音できる音韻を組み合わせた二音節語の復唱（文字や絵も同時に提示）訓練をおこなう。

(6)　脳機能の全体的な活性化のためのプログラム

麻雀など、石井さんが楽しめて、しかも脳機能全体を活性化するようなプログラムへの参加を促す。

このような訓練プログラムをおこなうためには、ＳＴだけでなく、病棟のスタッフや全リハビリテーション・スタッフ、石井さんの家族などと連携を密にしなければならないのはいうまでもない。

石井さんの絶望

入院して二週間がたったある日、STが病棟の石井さんを訪れると、石井さんの様子がおかしい。どこか苦しいらしく、べそをかき、苛立って、「あーと。あーあ。なんだ。あー」といった具合に大声を上げている。奥さんはおろおろ涙ぐんでしまっている。看護婦が来て、「どうしましたか?」「胸が苦しいの?」「おなかが痛いの?」「頭が痛いの?」とさかんに質問するが、石井さんは同じように大声を出すばかりで、何を訴えたいのかさっぱりわからない。石井さんはそのうちに大声で泣き出し、ベッドを左手で叩き始めた。

とりあえず、血圧をはかり脈拍の様子を見たが、それほど悪い状態ではない。「わかってあげられなくてごめんなさいね」と看護婦が話しかけ背中をなぜながら、石井さんにベッドに休んでもらう。奥さんが手を握ってそばに座り、しばらく様子を見ることにした。

三〇分ほどたってからSTが再び訪ね、興奮が収まり、消耗した悲しそうな表情の石井さんと問答を始めた。この頃、漢字の単語の意味が少しわかるようになってきていたことを利用して、身体の部分を示しながら苦しい部分を探ることにする。あれこれ質問するうちに、苦しいのは頭でも胸でもないし、手や足でもないらしいことがわかってきた。

一回の情報のやりとりでは不確かなので、方向性を変えては質問して、反応の一致度を確認する。どうもお腹に関係があるらしいことがだんだんわかってきた。痛いのでもないようだ。ふと思いついて大便の状態を聞いていくと、「便秘」の文字を見て石井さんは大きくうなずき、うれしそうに「あー。なんだ」と大声を上げる。五日も便秘していることに、誰も気付かなかったのである。確かに看護婦は毎日、「お通じはありましたか？」と聞くけれど、石井さんはどう言ったらいいのかわからないので「ああー」としか答えられず、そのことを気にかけてもらえなかったのだ。処置をしてもらい、トイレで悪戦苦闘の末、お腹がすっきりするのにおおかた半日かかってしまった。

その夜、看護婦が病室を訪れると、石井さんはベッドの中で泣いているようだったという。

STは看護科と相談して、身体の訴えや看護婦へ頼みたいことを丸を付ければ示せるような用紙を石井さん用に作り、毎日一枚渡して使ってもらうようにした。主として漢字単語を並べたもので、その一部はこんな具合である。

体調　(良好・やや不良・不良)
睡眠　(良好・やや不良・不良)
食欲　(良好・やや不良・不良)
便通　(　回、便秘・普通・下痢)
尿　(　回)
依頼　(便所・水・お茶・タオル・診察・家族を呼ぶ・他　　)

今の段階で石井さんが理解できると判断された語彙に限られるので、いささか物足りないところもあるが、石井さんはこれを見ると昨日の苦しみがよほど堪えていたのであろうか、これでいいといった顔で、うれしそうにそれぞれの項目にさっと丸を付ける。回ってきた看護婦や医師は、まずこれを見れば石井さんの体調のおおよそのことがわかるようになった。やがて石井さんの言葉の理解の能力が改善し、周囲のスタッフも石井さんの状況がわかるようになるに従って、この用紙はいつしか使われなくなった。

もっとも、このような質問用紙を重度の失語症の人の誰もが使いこなせるわけではない。文字がたくさん並ぶと、それだけで混乱してしまう人もいるし、何か身体に不愉快な感じがあっても、そのことと文字に書かれたことが、意味的にしっかり結びつくとは限らないからである。重症の失語症者の場合には、絵を付けた同様のコミュニケーション・ボードを作り、使用することもある。

コミュニケーションを取り戻す～初めて言葉が通じた！

石井さんがそうであるように、失語症者は言葉を失ってから、言葉を介して人と話をすることを諦めてしまっているのか、話しかけられてもうつむいてしまうことが多い。

ＳＴがまず初めに取り組んだことは、石井さんが言葉を介してお互いの意思を通じ合える体験を、少しでも多く持てるようにすることであった。

石井さんが病気になる前に好きだったことを探り当てる会話が根気よく続けられる。

「石井さんはスポーツがお好きですか？」…………「あい……ん」

「何のスポーツをなさっておられました？」…………「えー」

「テニスですか？」…………「えー、ない」

「ゴルフはなさいましたか?」…………「えー、ああい」(首を振る)

「ゴルフはしない?」…………「ああー、えーと」

これではなんだか要領を得ない。そこで、いろんなスポーツをしている写真を見せることにした。石井さんはあれこれ見ていたが、スキーの写真を手に取った。

「スキーですか?」…………「ええー、あい」とうれしそうな表情。

「最近までなさっておられたんですか」…………「あい」とうなずく。

「どこへよくいらっしゃましたか?」と言って地図を見せると、懸命に探した後、上越の有名なスキー場と、東北南部の人気のあるスキー場を指さした。

ここでSTは、石井さんの練習用ノートに、次のように書いた。


「私はスキーが好きでした。

最近まで、よく行きました。

上越や、福島が多かった。」


この文章は、石井さんとSTが努力して意思を通じた、いわば「戦果」である。石井さんは失語症になって以来、身体のことや水を飲むことなど、いわば生理的な内容のことで周りの人とコミュニケーションを取ることはあっても、石井さんの病前の生活に関係するような〝普通の会話〟をすることはなかった。そんな石井さんにとって、ほかの人間と普通の会話が成立したこの体験は殊の外うれしいことであったのか、言語室の外で待っていた奥さんにこのノートを見せ、得意そうな表情をして見せたのが印象的だった。

失語症者は、コミュニケーションが取れないという悲惨な体験を重ねるうちに、「どうせ通じないから」と、人とコミュニケーションを取ることそのものを諦めてしまうことが少なくない。また周囲の人も、どうせ通じないものと思い込んで、根気よく本人の意思を聞き出そうとする努力を放棄しがちである。あるいは、「こういうことね」「こうなんでしょ」といった具合に、知らず知らずのうちに周囲の人が自分の意思を押しつけていたりする。

失語症者が言葉を取り戻すためには、人とコミュニケーションが取れたという体験をたくさん積み上げていくことが基本となる。これは、日常的な物品の絵カードを見せて品物の名前を言ったり書いたりする訓練だけでは達成できない、コミュニケーションを取り戻すための大切なプロセスである。

言葉の意味理解の回復

石井さんの言語訓練の柱の一つは、言葉の意味理解の障害をどのように回復していくかにある。SLTAの成績にも見られたように、リハビリテーション病院に転院した頃には、簡単な単語レベ

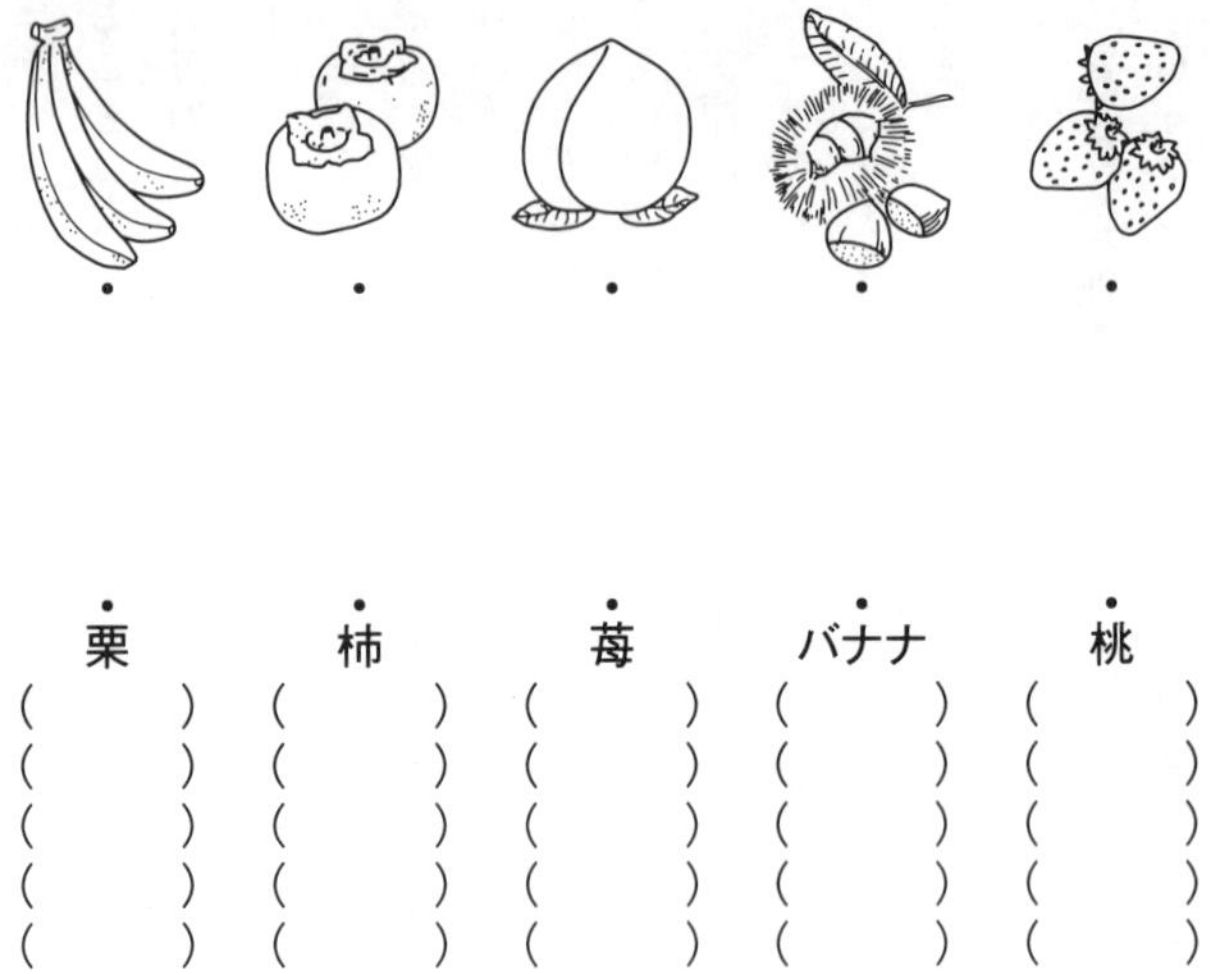

図19　絵と文字の照合課題

ルの聴覚的理解と漢字単語の意味理解はある程度回復していたが、まだまだ充分ではない。まず、この単語レベルの意味理解を固めるため、日常単語の絵や写真を見て、耳から聞いた単語に該当するものを指さしたり、漢字単語と照合する訓練をおこなう必要があった。

漢字単語と絵の照合課題（図19）では漢字の模写を併せておこない、自発的に漢字単語を書けるようにするための準備段階の訓練とする。

この課題に慣れてきた頃に、短い文章を完成する課題（図20）を追加した。二文節文の主語部分のみ示し、別に呈示した述語から選んで主語に続けて書くように求める。仮名文字の障害が強い石井さんのような場合は、主語にも述語にも漢字が含まれるようにして、仮名文字の部分が課題解決の決め手とならないように文章を統制する必要がある。仮名部分から音韻を思い浮かべることができず、その意味を探ることができないからである。

石井さんは最初のうちは漢字単語と絵の照合が時に混乱したが、だんだんに確実となった。二文節文の文章完成問題も最初のうちは迷っていたが、三週間後には六つの文章の選択課題が何とかできるようになっていった。

では、音を耳から聞いて意味を理解する能力の障害は、どういう経過をたどったのであろうか。訓練場面では、単語を聞いて絵カードを指さす課題や、ごく簡単な動作の命令を聞かせてその通りに動作をする課題などをおこなった。だんだんと単語の数を増やしたり、動作の内容を複雑にするなどして、この訓練はその後も長く続けられる。漢字からは楽に意味を把握できても、聞いて意味を理解することは容易ではないようで、聞いた単語が二つ以上になると、石井さんはひどく混乱した。この場合、二つの単語のうちのどちらかに気を取られると、もう一方がわからなくなるようで、しきりに頭を振る。

「指示に従う」課題はきわめて難しく、「目を閉じてください」などの簡単な身体的動作の指示ならば聞けばわかるが、「はさみの横に消しゴムを置いてください」というように、単語の意味理解ができても、単語と単語の関係を示す言葉を理解する必要

かっこの中に正しい言葉を
下から選んで入れて下さい。

1）会議に　（　　　　　）
2）台風が　（　　　　　）
3）風邪で　（　　　　　）
4）桜が　（　　　　　）
5）空気を　（　　　　　）
6）部屋を　（　　　　　）

1)出席する　2)満開だ　3)寝込む
4)上陸する　5)入れ替える　6)掃除する

図20　文章完成課題（6者択一）

のある課題はまだほとんどできない。

いずれにしても石井さんにとって、音韻と意味の結合や、音韻情報を頭の中で保つなどの音の情報処理過程の障害は、乗り越えにくい壁として、今後の回復に立ちはだかることとなる。

漢字単語の書字訓練

石井さんは、左手を使って毎日、宿題で出される漢字単語の練習を熱心に続ける。

左手で文字を書き始めたとき、文字の形をしっかり頭に浮かべてから書かないと、ちょうど鏡に映したように裏返しの字（鏡映文字、図21）になったりして思うように書けないことがある。一般に、利き手で無意識に書いているときは、横の線が二本だったか三本だったかいちいち考えずに「手の感じ」で、言い換えれば「運動覚」の助けを借りて書いていることが少なくない。手を動かさないと、文字の形をしっかりとは思い出しにくい場合もある。

石井さんも左手では書きにくいようで、少し書くと疲れてしまう。それでも一ヵ月ほどたつと、文字の形も整い、もともと字の上手だった石井さんは左手でもなかなかの達筆になってきた。また「水」「電話」「傘」などの簡単な漢字単語を宿題で練習してくると、絵を見ただけで、文字を自発的に書けるようになり始めた。

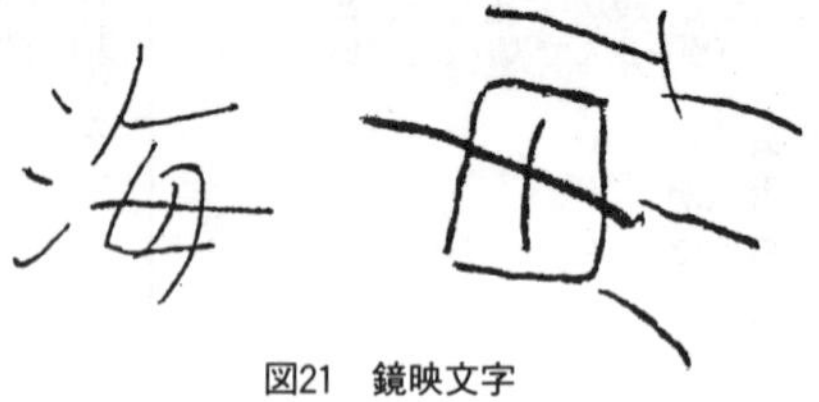

図21　鏡映文字

漢字を書くプロセスとは、どのようなものであろうか。詳しくは第一部の第二章で述べたが、人は、絵に描かれた品物を見ると、その品物の特徴や用途、大きさや材質感など多くのことを頭の中に思い浮かべる。そこで「脳内辞書」の中から該当する単語の漢字の文字形態を選び出すことに成功すれば、その形態を書くべく手を動かし、正しい漢字を書くことができるのである。

このとき、その単語の音韻の情報が捉えられて「頭の中で音が鳴っているかどうか」は、この後の言語機能の改善を予測する上で大切なポイントである。しかし石井さんの場合、構音のプロセスにも問題があり、また仮名文字の読み書きがほとんどできないこの時点では、このことについては外から知ることがほとんどできない。

いずれにせよ、少しずつ漢字単語が書けるようになってきたことから、漢字単語を書くという、「脳内辞書」から直接に文字形態を回収するルートが、回復しやすい有望なルートであることがわかってきた。ここを回復の突破口とすることにした。

何とか言葉を話したい

石井さんならずとも、「声は出る」のに「言葉にならない」のは恐ろしいことに違いない。せめて相手の言った単語をまねして言えればよいのに、石井さんはそれもできない。

石井さんには「構音失行」という障害があり、子音をほとんど構音できないので、これに対する訓練を始めることにした。一般に、将来にわたって頭の中に言葉の音韻情報を思い浮かべることができそうにもないと予測される重症の失語症例には、構音の訓練を安易に始めることはできない。しかし石井さんの場合、年齢が若く、意味理解や音韻の想起にも回復が見込まれることから、構音先行の訓練をおこなう意味があると判断した。

構音先行の訓練では、唇や舌などの構音に関係する部分の動きを視覚的にフィードバックさせつつ、復唱しやすい音韻から順次練習していく。

石井さんは、まず母音の復唱練習を始めた。STの口の形と自分の口の形を鏡で見比べながら、構音の練習をする。母音の中では「え」の音が難しい。また困ったことに、「う」の練習に取りかかると、その前に練習していた「い」の音がどうしても出てしまうようなことがある。これは「保続」という症状で、直前または少し前に言ったり書いたりした言葉（この時は音韻）あるいは動作が、頭の中にこびりついて次の情報処理に移れないために起こる。この保続症状が頻発する間は、脳に負担のかかる課題の継続ができず、しばしば訓練を中断しなければならない。石井さんは書く課題では保続はあまり見られないが、発語では頻発する。

構音の訓練を始めて二週間後の復唱課題の様子を示してみよう。

「あお」…………「あ・お」
「いえ」…………「い・え」
「め」…………「も……もあ……え・め」
「もも」…………「ま・も・も」

「いも」…………「んも・んま……い・も」
「あめ」…………「い・も……あ・も」
「あか」…………「あ・あ」

なかなか苦しい。しかし石井さんにとっては、声を出して「話す」練習はもっともうれしく、やりがいがあったようだ。疲れて混乱して誤った音ばかりになってしまっても、諦めきれないのか練習を続けようとし、STがたびたび制止することもあった。

構音の訓練にあたっては、口唇や舌など口腔顔面の動作を意図的にコントロールするいわば「口の体操」訓練も併せておこなうことにした。

構音の訓練を始めて一ヵ月半後には、母音や口唇音（[m]［p］［b］など、口唇によって構音する音）を中心に、いろいろな音や二音節の単語の復唱ができるようになってきた。どの音から回復しやすいかは個人差もあるが、一般には視覚的に口唇や舌の位置を確認しやすい音は回復が早く、構音するときの舌の位置や形が外から視覚的にわかりにくい音は、回復が遅れがちになる。

しかし、三〇歳以下で発病したような若い症例では、いろいろな音がいっぺんに回復してくることをよく経験する。このため若い症例では、一つの音が言えたから次の音へ進むというのではなく、いろんな音で練習を試みるようにしている。

この頃には、石井さんの漢字を書く練習が進み、同時に漢字の音読練習も始められ、ごく稀にではあるが、漢字を見て自分から音読できることが見られるようになった。「音」が頭の中に鳴り始めたのである。

訓練場面を紹介すると次のようになる。まず文字カードをSTが見せ、石井さんに音読してもらう。音読できないときは、即座に復唱訓練に切り替える。

「桃」……………音読「……」　　　復唱……………「も・も」
「犬」……………音読「い・う」　　復唱……………「い・にゅ」
「傘」……………音読「かた・か・た」　復唱……………「か・た」
「机」……………音読「ふ・つ・え」　復唱……………「つ・つ・え」

このように構音の訓練と同時に、文字や音韻の想起などの回復経過をじっくりと観察していくことが、次の訓練手法の選択に役立つ。

松島さんのケース〜流暢に話す失語症

同室の四七歳の松島さんは、石井さんとは違ったタイプの失語症である。

松島さんの入院当初の言語室でのSTとのやり取りを再現してみる。

「松島さんはおいくつですか？」…………「さいしょのですか？　いったときのですか？」
「お年は？」…………「ああ、としの。一七です」

「お仕事は何をしていらっしゃいますか?」…………「それがね、おそらくきかないとおもうんです。じぶんら、おもっていたから。やったときはやっていましたから。そういうかんじでやっていましたから、やったときはやっていましたから、ぜんぶ、ごはんのありましたね。うつるっていうんですか。じぶんらのこどものみんなのぜんぶわかるんですけど」

「今困っていらっしゃることはなんですか?」…………「ふつうっていうか、もうからないですからね。わからないですからね。そこんとこだけですね。かんたんなあれがわかっていれば、そこですぐわかっているんでしょうけどね。ふつうでもいわれたときは、おもっていましたからね。そのくらいやっても大丈夫じゃないかっていうのをやっている。そしたらおかしくなっちゃって」

「どこにお住まいですか?」…………「なんにちっていうのはわかっちゃう。おかしくなっちゃうんですね」

松島さんは質問された文章の意味が理解できないようで、その内容とは関わりなく、とめどなく流暢に話を続ける。松島さん自身も自分の言っていることが、正しい言葉でないことには少しは気付いているようで、「話せなくて困る」といった発言を時々する。

松島さんに呼称課題をおこなうと、次のようなことになった。

「星」…………「ててふ、ねぴよ、ちょっとわからない、そそ、ほんきや」

「ペン」…………「あーぴんか、そういう、ぺあ、ぴいの、ぴんぴ、だめです」
「電話」…………「とか、と、どあ、たいどそういういみ、んーー」
「餅」…………「えーと、ごはん」
「鍵」…………「これは、やふな、やぎゃ、ほな、やめこういうの、きに」
「汽車」…………「やばち、やきじや、ぼびほに、なんだっけ、こういうの」
「金庫」…………「こういげ、きょう、きんす、きんじゃ、おかしいな」
「鯨」…………「くうしん、くせら、くじがふき、あれ、ちょっと、けるり」

松島さんは絵を見て、それが何の絵なのかは認識できているようだ。それにもかかわらず、単語の音をうまく言うことができない。ただし、石井さんと違って構音失行の症状がないので、音を頭の中に正しく思い浮かべることができれば、その後はスムーズにそのまま構音することができるはずである。でたらめに音の並んだ発語は、頭の中で音をうまく取り出したり並べたりすることの障害に起因しているものと思われる。

呼称課題ではひどくとりとめのない松島さんも、仮名で書いた単語の音読では、少しは目標の言葉へ近付くようである。「この仮名文字を読んでください」と指示すると、次のようになった。

「つくえ」…………「こす、たなす、たえ、タンス、ないな」（タンスではないということらしい）

「いす」…………「えす、うし、く、く、くす、おかしいな」

「ほんだな」…………「ほんす。ほんで、てた、ほん、ほんで、ほんたたな、たんたな、ほんたたに、ほんたな」

「じどうしゃ」…………「でしょうしゃ、ないな、もってるんだけど、ぐどうしゃ」

「きしゃ」…………「くす、あれ、くきしゃ、きしゃ」


一方、漢字の単語を音読すると、呼称課題のときと同じように、激しい混乱が起こる。


「大根」…………「どーぞーくん、こんな、ごご、またわすれた、こん、かん」

「茄子」…………「さ、く、さえくさに、くすさ、くす」

「本棚」…………「ふな、ふ、ふ、たいい、ほんだわ、わい、ほんだほね」

「鋸」…………「いじ、と、いの、えーと、この、きの、きとこな」

「扇風機」…………「せんきゅう、せんか、せんか、く、そ、さ、こせ、せんこう」


また、仮名一文字の復唱は何とかできるが、単語の復唱は難しい。


「た」…………「た」

「ほ」…………「ほん、ほ、ほん」

「あ」…………「あ」
「ま」…………「ま、ま」
「か」…………「あか、か、か」
「ほん」…………「ほん、ほんだのほん」
「いぬ」…………「いね、いね」
「とけい」…………「といけ、とくお、とくい」
「しんぶん」…………「しん、しぶんのじゃない」
「あめ」…………「あま、あまだ、あめだ、あめのた」

このように、正しい音にたどりついても、それに気付かず通り過ぎたり、よけいな音を正しい音の後ろに付けたりもする。

松島さんは手足の麻痺もなく一見ピンピンしているにもかかわらず、周囲の人の言葉の意味を理解せず、しかも間違った言葉で会話をするのでコミュニケーションが成り立たない。このような流暢な話し言葉のタイプの失語症の場合、一般の人にこの症状が失語症と理解されず、痴呆や精神の異常と誤解されることが少なくない。松島さんは、もちろん痴呆でも何でもなく、精神障害でももちろんない。重度の「感覚性失語症」なのである。

感覚性失語症の言語訓練

感覚性失語症が運動性失語症や混合型失語症ともっとも異なる特徴的な症状は、話し言葉の流暢性にある。典型的な感覚性失語症では、松島さんのように言い誤りがたくさんあるものの、よどみなく流暢に話すので、少し会話を聞いただけでは「言葉を失った」いう印象を持ちにくい。しかし実際には、感覚性失語症の人は、言葉の意味理解の障害が重いことから相手の人の話の内容がわからず、コミュニケーション障害としては深刻な場合が多い。

このような感覚性失語症の言語訓練は、構音失行に対する訓練を伴わないという意味で、運動性失語症や混合型失語症などの非流暢タイプの失語症の場合とは少し異なる。意味理解の障害に対する訓練と共に、語音の認知や想起・配列といった語音の操作能力に対する訓練が重要になってくる。聴覚的理解や聴覚的語音認知に障害が強い場合には、文字を介在させて意味理解の改善をはかると共に、仮名文字を併せて提示しながら、復唱、音読そして呼称へと訓練を進めていくことが多い。

しかし、感覚性失語症の障害構造は一様ではないので、障害の構造を詳しく分析し、どのルートからのアプローチが回復に効果的かを症例ごとに考えなければならない。

松島さんは、意味理解の障害がきわめて強く、また語音の認知機能も初診時には必ずしもよくなかった。復唱、音読、呼称、自発的書字のいずれも難しく、訓練課題としてすぐには使いにくい。このため、まず文字と日常的な物品の絵の照合課題を試みるが、三枚の絵と三語の漢字単語の照合がなかなかできず、手助けを必要とした。

文字と絵の照合をＳＴの助けを借りておこなった後、漢字の模写練習をおこなう。単語は二または三音節程度のものを用い、仮名を併せて提示した後で復唱訓練をおこなう。これもなかなかできなかったが、練習を始めて三週間ほどするうちに、漢字単語が少し自発的に書けるようになり、また仮名が振ってあると単語が音読できるものが出てきた。これに伴って、二ないし三音節の単語の復唱が時に可能になってきた。

簡単な単語の意味の理解が改善してくるに従い、日常の会話も最初の頃よりはだいぶ通じるようになってきた。

松島さんと石井さんは、失語症のタイプは異なるものの、言語室に通う仲間同士であることがお互いにわかってきた。夜になると、それぞれ言語室からもらった宿題をベッドの上で始める。歩ける松島さんはそれとなく石井さんの宿題を覗きにくる。石井さんが左手で一所懸命に字を書こうとするが、宿題の用紙が動いてうまくいかない。松島さんは、重しになるものを持ってきたりするなど、何かと石井さんの世話を焼いている。単語を写した後、声に出して読んでみようとするが、二人ともおぼつかない。二人で苦戦していると、左の手足が不自由だが言葉には障害のないもう一人の同室者が寄ってきて、読み方を教えてくれたりする。言葉の教室がここで始まる。

石井さんも松島さんも言葉は不自由でも、お互いに何とか通じ合っている実感があるようで、一緒にテレビで野球を見たり、時には誘い合ってロビーへ行ったりするようになってきた。石井さんが入院して一ヵ月半ほどたった頃のことである。

石井さんの顔に表情が戻ってきた

リハビリテーション病院に入院した頃の石井さんの顔付きは、無表情で活気が感じられなかった。野球のテレビ中継を見ていて、大ファンだったチームが勝ってもうれしそうな顔をしない。奥さんは、ご主人の感情も壊れてしまったのではないかと思ったようだ。

入院して二ヵ月後、「麻雀の時間」が訓練に組み込まれた。石井さんは不安な顔付きで、同室の松島さんやほかの失語症の患者さんと麻雀卓を囲んだ。ほとんど言葉を話せない石井さんだが、麻雀をしっかり覚えていることはすぐに判明した。無表情に牌を左手で取ったり捨てたりしているうちに、にやっと笑って牌を倒した。大きな手で上がっている。

松島さんは「まいったよなー」を連発し、石井さんは麻雀が強いとほめた。この頃から、石井さんの顔に少しずつ表情が戻ってきた。松島さんが部屋で石井さんの世話をしてくれると、うれしそうに頭を下げて感謝の意を表したりするようになった。

初めのうちは、子供たちが見舞いに来てもほとんど無表情であったが、この頃から子供を見るとにこやかな顔をするように変わっていった。

三ヵ月もする頃からは、会社の人が見舞いに来ると、いつもとは違うきりっとした表情で応対する。言葉はあまり言えないが、うなずいたり、椅子に座れとか、奥さんにお茶を出せなどとジェスチャーで促したりするようにもなってきた。だんだんと元の石井さんの顔付きに戻ってきたのである。

脳損傷の発病後しばらくは、この石井さんのように、無表情だったり、ぼんやりとした表情でいる人が多い。この時点では脳機能全体が霞《かすみ》がかかったように不鮮明な状況にあるので、この霞を少しでも早く取り去るためのアプローチが重要になる。石井さんの場合、麻雀やトランプなどほかの患者さんとのゲームを通じた活動が役に立ったようである。

このほか、言葉が関与しないさまざまな視覚認識課題、例えば迷路のパズルや簡単なジグソーパズルなどによる訓練（これらを認知リハビリテーション・アプローチと呼ぶ）、歌をうたう、音楽を聞くなどの脳機能全体を活性化するためのプログラムを提供する。人は興味を持つことがそれぞれ違うので、失語症者一人ひとりに合わせたプログラムを用意する必要がある。言語野のある左大脳半球に損傷があるならば、損傷されていない右大脳半球が関わること、すなわち音楽や絵画、囲碁などを通じた脳への刺激が、脳機能の全体的回復に大きく貢献することがわかってきている。どんなプログラムをどのように導入するか、スタッフの洞察力が要求される。

第五章　病院から外の世界へ

言語訓練は第二段階へ

石井さんとSTの奮戦の甲斐あって、リハビリテーション病院へ移って三ヵ月たつ頃には、失語症の症状にさまざまな変化が出てきた。復唱ではだいたいの音韻が何とか言えるようになり、また多少漢字の単語を自発的に書いたり、単語が音読できたりするようになった。

絵カードを見て話す練習の様子を見てみる。音読、復唱、呼称の順に訓練をおこなったものである。

「鋏《はさみ》」……音読「はたに」……復唱「はたみ」……呼称「はたに」
「家」……音読「いね」……復唱「いえ」……呼称「いえ」
「タオル」……音読「たおう」……復唱「たおう」……呼称「てむうい」
「テレビ」……音読「てえび」……復唱「てれび」……呼称「てねび」
「眼鏡」……音読「めあね」……復唱「めがね」……呼称「めあね」

文字カードの音読には、仮名を振ることによって仮名文字がわずかでも音韻の想起に役立つことを狙う。この時期の石井さんの反応を見てみると、構音失行によって構音ができないばかりでなく、まったく違う音を言おうとしていることもあることから、文字や絵を見ても単語の音韻情報が頭の中に必ずしも正しく鳴っていないことが推察される。見方を変えれば、頭の中にそれらしい音が鳴っている場合もある、ということでもある。

またこの頃には、復唱が少しできることを利用したり、主語の部分に述語を付けて言うなどの方法を用いることによって簡単な会話ができるようになっていた。以下のような調子である。


「今日は具合はいかがですか？　元気？」…………「でんき、あれ、げんき」

「少し、歩けます？」…………「うーん」

「ちょっと？」…………「しょっと」

「足が、痛いですか？」…………「いたい・んんん」（痛くないの意）

「昨日、松島さんとコーヒー、飲みに行きましたか？」…………「いきなした」

「石井さんは、将棋は？」…………「しなせん」


自分の意思を言葉で話して伝わる経験は、この後の言語訓練に大きな弾みとなる。単語レベルの意味理解ができ、また単語の復唱ができ始めたので、復唱能力を利用して発話を誘導する課題にあてる訓練時間を増やすようにした。また、成立した会話の内容をノートに書いて示し、その文章を単語に区切って復唱や音読の訓練にも用いる。

自分が話したかった内容を表す言葉こそ、意味刺激として強く頭に入ることは言うまでもない。重度の失語症であっても、その人にとって興味深く、「話したい」内容で教材を組み立てることが重要である。仕事のこと、趣味のこと、家族のこと、現在の苦しい気持ちのこと、その日のニュースに関する話題など、その人がもっとも語りたいことに焦点を絞ってコミュニケーションを展開するように努める。「バナナ」「パンダ」「亀」といった、必然性のない単語の絵カードを一律に教材に用いることは、意欲を削ぐだけでなく、言語訓練そのものへの拒否感や失語症であることへの絶望感を深めることになりかねない。時折り、失語症に関する知識不足の家族や病院スタッフが、幼稚園児用の絵本や仮名文字の練習積み木を持ってきて練習させようとするという話を聞くことがある。このようなことが、どれほどに失語症者を深く傷つけ、回復する意欲を阻害しているのかを考えると慄然とする。失語症についての知識がない故の悲惨である。

石井さんは漢字の単語が少しずつ自分で書けるようになり、毎日の宿題で三ないし五語の漢字単語をマスターするほどである。石井さんは病前、仕事がら手紙や報告書を書くことも多く、漢字をかなりよく知っていた。このことが、失語症訓練で役に立ってきたのである。漢字の書字が楽になるに従い、何か伝えたいとき、口頭で言えないことでも漢字で書いて伝えられることが増えてきた。例えば、よく行ったスキー場のことを聞くと、「長野」とか「福島」といった具合にまず文字で書き、その後でそれらしく音読することによって意思を伝えようとするのである。音韻を想起したり、あるいは思い出した音韻を構音するといった音韻に関わる経路が強く障害されている石井さんは、意味から直に漢字の文字形態の記憶にアクセスして漢字を書くルートのほうが回復が早かったのである。

しかし石井さんはこの時点では、仮名の単語を自分から書くことはまだできない。

ここで石井さんの、言語訓練開始後四ヵ月目に入ってからの第二期の言語訓練のプログラムを見てみよう。

(1)発話や書字を駆使して、コミュニケーションを取る体験を増強する。
このとき興味の持てる話題を選び、質問文を統制した発語の誘導、自発書字や、資料の指示など多くの手段を用いるように促す。

(2)日常単語の表出能力を促進する。
漢字単語の書称、漢字単語の音読練習などのルートを強化して単語の呼称能力の促進をはかる。

(3)意味理解を強化する。
短文の主部と述部の照合課題で、選択肢を七文程度に増やすが、判断のキーポイントが仮名部分にならないように文章を統制する（図22）。なお文の長さは三文節程度。
聴覚的理解促進のためには、簡単な口答での指示に従うなどの訓練をおこなう。

(4)構音の正確度の向上を、音読および復唱訓練の中でおこなう（単語および短文の音読や、復唱的会話の多用)。

(5)脳機能の全般的回復のため、日常生活での活動内容を拡大する。

石井さんの場合、第一期の訓練で中心となった単語レベルの意味理解障害や重症の構音失行症状は、訓練を開始してから三ヵ月の間に大きく回復した。この回復は、同じような大きな病巣のある六〇歳以上の高年齢失語症者の一般的経過に比べて、はるかによいと言える。石井さんの三八歳という年齢が機能回復に大きく関与しているものと思われる。

かっこの中に正しい言葉を
下から選んで入れて下さい。

1）風が　（　　　　　）
2）箱に　（　　　　　）
3）鏡を　（　　　　　）
4）鉛筆を　（　　　　　）
5）教科書を　（　　　　　）
6）ちり紙で　（　　　　　）
7）ラジオで　（　　　　　）

1)見て髪をとく　2)開いて勉強する　3)ナイフで削る
4)鼻をかむ　5)ニュースを聞く　6)強く吹いている
7)お菓子が入っている

図22　文章完成課題（7者択一）

石井さんはリハビリテーション病院に入院した当時、歩けずに車椅子を使っていた。ベッドから車椅子に乗り移ることさえままならなかったが、三ヵ月目には杖を使い、ゆっくりながらも歩けるまでに回復した。右半身の麻痺は重症で、右手はほとんど使えないが、歩行は日に日にしっかりしてきた。

石井さんと松島さんのコンビもなかなか息の合ったもので、朝早く目が覚めて朝食までの時間には、松島さんが石井さんの朝の支度を少し手伝ったり、連れ立って屋上に朝の空気を吸いに行ったりする。話しかけるのは松島さんだが、言葉の中身はずいぶんと怪しいので、それにうなずいたり、簡単に返事をしている石井さんも何を聞かれているのかよくはわかっていない様子である。

しかし何となくは通じているらしく、これはこれでよい関係に違いない。

松島さんにも回復の兆しが

入院して間もなくの松島さんは、実におしゃべりだった。前にも述べたように、意味はあまり通じないにもかかわらず、実によく喋る。言い間違いもあまり気にならないのか、やたら喋る。相手に伝わっていようがいまいが、ほとんどお構いなしのようにも見える。ところが松島さんも入院して三ヵ月たつ頃から、前ほど話をしなくなった。話が伝わらないことにだいぶ気が付いてきている。

「一時かな二時かな。本当のところは、わかるんだけれども、ちょ、ちょっといかないでしょ。誰というのは、わかるんだけれどもね。ちょっとこまるんだよね。二とか三とか、いわれると、三ていくつだっけなーんて」

看護婦さんに「二時にレントゲンに行ってください」と口頭で言われたけれど、時刻がはっきりわからなくなって間違えてしまったということを言いたいらしい。日常生活での失敗は、松島さんに堪えたようだ。

一方で松島さんの言語訓練の内容もだんだんと難しくなってきた。言語室では、簡単な動作をしている場面を描いた絵を用いて短い文章を音読したり、文字を隠してどのような情景か口頭で表現してみる訓練がおこなわれていた。

「手を洗う」……………音読：「えーと、て、てをわらう、あれ、あるう、あらう」
　自発語：「えーと、なんだ、てか、てをきれいにやっています」

「プールで泳ぐ」…………音読：「プ・プ・プーロ、プールに、プールにおぐ、おぐ、あれ」
　自発語：「こうやって、えーとやるんだけど、およぐおよぐ、およっています」

「子供が走る」……………音読：「こも・こ・こどもが、こどもが、あしる、はしるか」
　自発語：「はやくやって、はしっています」

松島さんも、音読や簡単な自発的口頭表現、短い単語の復唱のいずれにも改善が見られ、正答できることが多くなってきた。

また単語の音読や呼称の課題をしているとき、正しい音韻を探していろいろと言いながら自己修正をおこない、正しい音韻に達するとそのことに気付き、そこで立ち止まることが増えてきた。このように、正しい音韻に達したのに気付くことは訓練開始当初はなかったことで、音韻に関するフィードバックがよくなってきたことを示している。

文字の意味理解も少しずつ回復し、漢字単語と絵の照合は楽にできるようになり、また簡単な二文節文の主部と述部を組み合わせて文章にすることもできるようになった。仮名文字を見て意味を捉える過程にも回復があったものと思われる。

一方、自発的な書字能力も回復してきて、毎日宿題で出された漢字単語の二ないし三語はマスターできるようになってきた。また仮名文字を書く能力に大きな回復が見られ、短い仮名単語は書けることが多くなった。

これらのことから松島さんの場合、音韻情報を頭の中で正しく取り出すなどの音韻操作能力も、また意味理解能力もかなり回復してきていることがわかる。これに伴い松島さんは、誤った言葉で平気で話していた頃とは異なり、誤りに気付いて言いよどんだり、誤らないように用心して不注意に話をしないように気を付け始めたようだ。このため、入院当初に比べれば、少し無口になったものと考えられる。

松島さんのように、語音の認知能力に大きな障害がなく、また比較的早期から復唱や音読課題ができるようになる場合は、このように文字や音を利用しながら順調に訓練が進むことが多い。特に若い症例では、意味理解、書字、話し言葉のいずれも大きく改善することが多い。

しかし、どのように訓練しても単語の復唱も音読もできるようにならない感覚性失語症例もある。

第一部の第三章でも述べたように、われわれのこれまでの感覚性失語症の経過に関する研究からは、回復しやすい感覚性失語症と回復しにくい感覚性失語症が存在すること、語音認知能力の障害が強い人は回復がおもわしくないこと、年齢が若く病巣の広がりが小さいほど回復の可能性が高いことなどがわかってきた。

石井さんの深い悲しみ

石井さんは日常の会話でも、時には言葉を話せるようになってきた。病院生活で必要なコミュニケーションには決まりきった内容のものが多く、また石井さん自身が歩いて用を足せるようにもなったことで、毎日の生活での意思疎通の困難はかなり緩和されてきた。

しかし、入院した頃とは異なる厳しい表情で窓の外を眺めていたり、奥さんと言葉が通じないときにひどく苛立って不機嫌になることが目立つようになってきた。奥さんの持ってきたポロシャツが着にくかったり、ジュースの缶がうまく開かなかったりという些細なことで苛立つようだ。何に腹を立てているのか、奥さんがあれこれ聞けば聞くほどいらいらして、「もお、いいー」と大声を出したりする。

困り果てた奥さんから相談を受けたSTは、脳の機能が回復してくると自らの障害について真剣に悩み始める失語症者が多いこと、石井さんもその時期にさしかかったのかもしれないことなどを話した。

失語症者の多くは、発病から間もない頃は、脳内の浮腫などのために脳機能が全般的に低下している。この時期には、自分の障害について、あるいは将来どういうことになるのかについて、突き詰めて考える状況にはないのが普通である。ところが脳機能が回復してくる発症後三ヵ月を過ぎる頃から、自分の身に起こった障害の重大さや、将来どの程度までよくなるのかなどについて、真剣に、言い換えればまともに考え始める場合が多い。石井さんも、その時期にさしかかったようなのである。

石井さんの失語症との本当の戦いは、脳機能が回復し訓練も軌道に乗ってきたこの時期に始まったということができる。石井さんも入院当初は、リハビリテーションというのをやれば、元のようになれるのではないかと漠然と考えていたようだ。しかし精も根もつきはてるような、亀が這うような遅々とした歩みの訓練を毎日続ける中で、「この病気はただごとではない。そうそう簡単に元に戻れるような状況ではない」と思い始めたようだ。

石井さんは当時まだ心の中の不安を言語化できないため、そのことを人に語ることができないまま、何とも言えない沈んだ気分に陥り、つまらないことで苛立ったりしたのである。病院のスタッフに当たり散らすことはないが、どうでもいいことでイライラし、奥さんに何かと突っかかる。

この当時の気持ちを石井さんは、「何をやったってうまくいかないし、言葉は話せるようにならない。これは相当まずいことになってしまったとひどくあせっていたと思う。職場の人が見舞いに来てくれても、話をすることもできない。みんな元気そうになったなどと励ましてくれて、うれしい気もしたけれど、同僚と自分の状態があまりにも違うことに愕然とした。何もかも投げ出したい気持ちが、繰り返し襲ってきた」と後に語っている。

失語症者の障害受容の道のり

このような深い心の落ち込みは、順調に回復してきたほとんどの失語症者が、ある時期に突き当たるものである。

失語症者が障害に直面し、障害を受容していく過程は、キューブラー・ロスが著作『死ぬ瞬間～死にゆく人々との対話〜』の中で述べている「死の受容」の心理過程に酷似しているといわれている。失語症は人に「社会的死」にも近い状況をもたらしかねない。この意味で、失語症者の負った痛手の受容が、「死の受容」と深く通じるのは当然のことかもしれない。ロスはこの本の中で、死の受容の過程を次のように六段階に分析している。

(1)　否認と孤立化
(2)　怒り
(3)　取り引き
(4)　抑うつ
(5)　受容
(6)　希望

失語症者が自らの障害の現実を受け入れて、障害と向き合いながら生きていこうと思えるようになるまでには、おおむねこのような過程をたどっていくことが多い。石井さんも、この受容の段階に至るプロセスの途上でさまよっていると考えられる。

失語症者が心の葛藤と闘うプロセスで大きな障害となるのは、これらの心の葛藤を人に語れないだけでなく、心の中でも充分に言語化できないことである。障害の受容の過程を順調に進んでいくためには、これらの葛藤を言語化し、心を整理していくことがとても大切である。では、このような心の葛藤を充分には言語化できない失語症者の場合、どうしたらよいのであろうか。この点こそ、STが日常の臨床の中で特に心を砕くポイントだが、以下に、リハビリテーションに携わるスタッフに役に立ちそうな手法をいくつかあげてみる。ご家族にも一部参考になるかもしれない。

＊言葉は通じなくても、失語症者の心の動きを周囲の人が汲み取り、共感を態度で示す。特にリハビリテーションに携わるスタッフは、しっかりと失語症者の表情を見つめ、失語症者の悲しみを受け止めるように努力する。

＊苦しいと思っていること、不安に思っていることを、言語化する手伝いをおこなう。質問の仕方を工夫するなど、言語症状に合わせて、悩んでいることを聞き取り、言葉に置き換えては失語症者に示す。この作業を進めるためには、病室での様子、病前の考え方、家族や職業を含めた社会的環境などについての詳細な情報収集が欠かせない。スタッフの思い込みから、失語症者の内面とはかけ離れた内容を引き出したり、押し付けたりすることのないように注意が必要である。

＊家族と充分に話し合う。失語症者の心理的状態は、取りも直さず家族の心理的不安定を映し出す場合が多い。また家族の誤った対応が、問題を大きくしていることも少なくない。失語症者の障害受容の過程への支援と、家族の障害受容の過程への支援の両方に、同程度の重さを持って取り組む必要がある。

＊スタッフ間で充分な意思疎通を図り、対応に一貫性が保たれるようにする。

＊ほかの失語症者との接触を多く持てるような場を作る。同じように悩んでいる、あるいはその時

期を通り越した失語症者とのグループ・ワークや個人的な接触の場を設定する。失語症者同士の相互的関係から、時には思いもかけないよい効果が生まれることがある。

＊抑うつ状態があまりにひどいときは、自宅への外泊など環境を変えてみることも必要である。ただし重度のうつ状態のときは、医療の管理下に置くことが原則である。場合によっては、精神科医の援助を得るようにする。

＊抑うつ状態が強い場合には、心理的に負担のかかる検査や訓練を中止する。

訓練が軌道に乗ったこの時点での石井さんの苛立ちは、ロスの言う障害受容の過程でいえば、まだ初期のものである。心の戦いは、この後何年も続いていくことになる。

順調な回復〜第三段階へ

リハビリテーション病院での生活も六ヵ月（発症から七ヵ月）たつ頃には、石井さんは病院の中ではちょっとした「古顔」である。手足の麻痺が重症でしかも自宅と病院の距離が遠いことから、石井さんの病院滞在は通常よりやや長引くこととなる。

それに比べて松島さんは、自宅が近く、また手足の麻痺もないので、外来で訓練を続けることになり、入院してから四ヵ月目の半ばで退院していった。

石井さんの言葉の訓練はまずまず順調に進み、この頃には簡単な会話ができるようになり、短い文章を音読したり、簡単な情景画の内容を自分から話すこともできるようになってきた。

「夕べは眠れました？」…………「ねぬれました」

「昨日お客様が見えていらっしゃいましたね」…………「そお・えーと・かいしゃの・えーと・せんぱい・です」

「なんていう方ですか？」…………「なんだっけなー・おかもとさん・ちがうな。おか・おか・さき・さんかな」

「岡崎さんですか？」…………「そお・おか・ざ・きさん」

「同じ営業部の方？」…………「ちがう。まえに・えいぎょう・でした。いまは・ちょっと・わかんないなあ。いちねん・もお・べつべつで」

「一年前まで一緒だったということですか？」…………「そおです」

「石井さん少し風邪気味でしたけれど、今日はいかがですか？」…………「ちょっと・これじゃなくて・あたまじゃなくて・せき・せき・いいです」

「よくなられたんですか？」…………「よくなった・せきですけど」

「咳がまだ出るわけ？」…………「せきです」

こんな具合で、はかばかしくはない会話だが、何も話ができなかった入院当時を思えば、ずいぶん大きな進歩である。

ほとんど構音できなかったいろいろな音韻の多くも、時々ひずんだ音が出たり言い誤ったりはす

（　　）の中に適切な句を記入して下さい。

運ぶ　餌を食べている

トンボを採っている

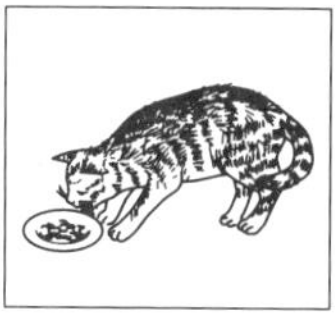

猫が（　　　）

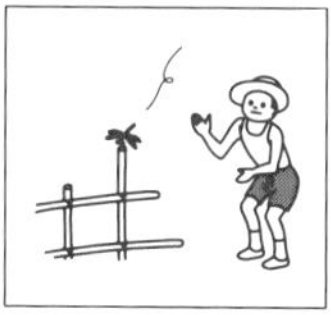

男の子が（　　　）

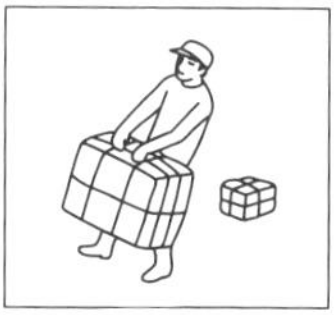

大きな荷物を（　　　）

図23　情景画教材
笹沼澄子ほか著「失語症の言語治療」医学書院（1978）ほかより

るが、だいたい言えるようになった。

まだスムーズに話すことはできないが、これには、構音がしにくいこと以上に、言おうとする言葉そのものが頭の中になかなか浮かんでこないことが影響しているようである。そこで、図23のような教材を用いて、絵で示された情景について口頭で説明する訓練を始めた。まず、文字で示された句を組み合わせて文章を構成し、音読する。次に、文字を隠して情景を口頭で説明するといったことをおこなうのである。しかし石井さんは、与えられた句で短い文章を組み立てることはできるようになったが、音読で苦労し、次に文字を隠して言おうとすると、これまたなかなか難しい。石井さんの発話は、この課題では次のような状態にあった。

「猫が餌を食べている」…………

・音読：「なんだ・ねこが・ねこが・ねこが、ごはんじゃない、え・さをたべて・いなす。たべて・い・る」

・口頭説明：「いぬじゃない、あれいぬ・あれ・ねこで、たべて、ちがう、えーとねこでなんかたべています」

「男の子がトンボを採っている」……………

・音読：「おとこが・おとこのひと・おとこが、おとこのこが、トンボで・トンボで・あれ・トンボにとっている。トンボを・とっている」

・口頭説明：「こどもが、とっています。えーと、こども・おとこの・おとこのこが、とっています。ちょうちょ、ちがう、ほら、あかいの、とんぼをとってる」

「大きな荷物を運ぶ」…………

・音読：「おおきい・にのつ・にのつ・あれ・にもつをはこんで、はこべます。ちがう・は・こ・ぶ」

・口頭説明：「おもたい・いもつが・にもつがもっている」

石井さんはまだこんな調子でしかなく、何とか目的に近い言葉にたどり着くこともあるが、たやすくはない。構音がうまくいかないことは仕方ないにしても、名詞だけでなく、形容詞や動詞などの状況を言い表す言葉がなかなか浮かばないし、また助詞の部分で言い誤ってしまうと、その後に続く言葉も言い誤ってしまうことが多い。

ん	わ 輪投げ わなげ	ら 落語 らくご	や 山 やま	ま 豆 まめ	は 橋 はし	な 夏 なつ	た 田んぼ たんぼ	さ 猿 さる	か 傘 かさ	あ 赤 あか
		り 理科 りか		み 耳 みみ	ひ 飛行機 ひこうき	に 荷物 にもつ	ち 地球 ちきゅう	し 島 しま	き 木 き	い 犬 いぬ
		る 留守 るす	ゆ 夢 ゆめ	む 村 むら	ふ 富士山 ふじさん	ぬ 沼 ぬま	つ 月 つき	す 酢 す	く 靴 くつ	う 牛 うし
		れ 冷蔵庫 れいぞうこ		め 眼鏡 めがね	へ 平和 へいわ	ね 猫 ねこ	て 手 て	せ 背広 せびろ	け 毛糸 けいと	え 駅 えき
	を	ろ 廊下 ろうか	よ 夜 よる	も 桃 もも	ほ 星 ほし	の 野原 のはら	と 戸 と	そ 空 そら	こ 子供 こども	お 女 おんな

図24　仮名　キーワード表

仮名文字の読み書き～大きな壁

ここで石井さんにとって、どうしても乗り越えなければならない、もう一つの大きな問題がある。仮名文字の読み書きである。石井さんは入院当初、耳から聞いた音に対応する仮名を、数個の仮名文字の中から選ぶことがほとんどできなかったが、六ヵ月たった時点では、音を聞いて対応する仮名文字を指さすことが、確率は七割程度だができるようになり、短い仮名の単語を音読することも少しでき始めた。しかし、仮名を一文字ずつ書き取ったり、あるいは音読したりすることはまだまだ難しい。

漢字の単語音読と日常の簡単な応答が少しできるようになったので、短文レベルの教材に進むにあたって、思い切って仮名文字訓練に取り組むことにした。

石井さんは仮名文字を見ても、どのような音韻がその文字に対応するのかを頭の中に思い浮かべることができない。このような場合、漢字単語であれば音読できる能力を利用して、仮名一文字ごとに漢字の「キーワード」を設定し、それを手がかりに音韻を想起するという人工的な言語処理ルートを開発する訓練法をよく用いる（図24）。

例えば「か」に対しては、石井さんが「か」のつく単語としていちばん思い出しやすいと自ら選んだ「傘」の漢字をキーワードとして設定した。「か」を読むにあたっては、「傘のか」と何回も言いながらキーワードと仮名一文字を対で覚えるようにし、「か」の文字を見ただけで「かさのか」と言えるようになる連合学習をおこなう。

また、そのキーワードを用いて仮名を書く練習もする。ただし仮名文字で単語を書くためには、単語の中からこれから書こうとする音を取り出して、その音を把持できることが必要である。例えば「かいもの」と仮名で書こうとするとき、一番目の文字は「か」、二番目の文字は「い」というように一文字ずつバラバラに取り出せないと、仮名で単語は書けない。これができないと、「かいもの、かいもの」と言い続けるだけで、どの音に対応する仮名を書こうとしているのかがわからなくなる。また、二番目の文字の「い」という音を取り出そうとする際に、キーワードを利用して「犬のい、犬のい」と言い続けているうちに、「犬、犬、犬、あれ、かいもの、あれ」などと、何を書こうとしていたのかがわからなくなったりもする。

大変な回り道であり、また大変な努力を要する作業であるが、多くの症例でこの方法による仮名訓練が効果をあげている。

石井さんは、「あ行」と「か行」の仮名のキーワードを学習するのに三週間かかったが、何とかこの方法で仮名文字を再獲得できる目処が立った。後は、努力の日々である。

石井さんは、このようにして仮名を取り戻す見通しがついたが、多くの失語症者が、仮名文字の読み書きの困難という大きな壁を乗り越えられずに悩んでいる。特に熟年層以上の失語症者にとって仮名の読み書きはきわめて困難な課題となり、石井さんで成功する「キーワードを用いた仮名訓練」も、苦難と絶望感だけを後に残すことが少なくない。

また、訓練効果を望める症例であったとしても、仮名文字の読み書き訓練は大きな負担を強いるので、漢字単語がかなり自由に音読でき、また日常の会話が文章レベルで何とか成立するまでは着手しないほうが賢明である。一方、二〇代から三〇代の若い失語症者では、リハビリテーションを開始して一年後ぐらいに、特に訓練をしないのに仮名の読み書き能力が自然に回復することがあり、どのような症例に、いつ、どのように仮名訓練を始めるかは慎重に検討すべきことである。

とにかく仮名の読み書きに関わる機能は、失語症状の中でも回復に向かって機能が再編成されにくい機能、言い換えれば「治りにくい」機能であるらしい。

五〇音表の暗記による混乱

石井さんが仮名文字訓練に取り組んでいる頃、四〇歳になる長谷川さんという患者さんも仮名が読めなくて苦戦していた。実は長谷川さんの頭の中で、奇妙な混乱が起こっていた。長谷川さんが仮名が読めないことに気付いた家族が、系統立った言語訓練を始める前に、五〇音表を使って仮名文字の特訓をしたらしい。

失語症が重症でほとんど何も言えない場合でも、歌やお経のような唱えもの、あるいは数をかぞえる、五〇音を系列に従って言うなどのことはできることがある。ほかの発語はほとんどできないのに歌や唱えものだけはできるこの奇妙な現象は、優位半球の言語野がほとんど全域損傷されていても見られることがあるので、劣位半球の関わりが推察される機能である。

長谷川さんはあまり話はできないのに、「あいうえおかきくけこ……」というように五〇音表を系列に従って読むことはできる。また、頭の中にも仮名の五〇音表が視覚的記憶として入っているのか、「さ」という文字を見ると「あかさ、さ」、「て」という文字を見ると、「あかさた、たちつて、て」といった具合に、一文字ずつ系列をたどって読むことができる。時々は、系列を行き過ぎてしまって混乱することもあるが、うまくいくことも多い。このルートはなかなか有用ではあるが、一方で困った状態を招くこともある。

「かみなり」という仮名単語を読むとしよう。長谷川さんは一文字ずつ、この五〇音表方式で読もうとする。

「あか、か。えーと、あかさたなはまや……あれ、あかさたなはま・まみ・み。あかさたなは……あれ、あかさたな・なにぬ……あれ、あかさたな・な……」

こういった具合に進むのであるが、一つ読み終わったときには、その前にやっとたどり着いた仮名の音を忘れてしまい、結局何のことかわからなくなって混乱してしまうという事態に陥っているのである。いわば五〇音表に頭の中が乗っ取られたようなもので、仮名さえ見れば、「あかさた、たち……」と言い始める長谷川さんは、役に立ちそうに思われた五〇音の系列に「襲撃」されてしまっている。長谷川さんからこの現象を取り除くのに、多くの時間を余分に費やすことになった。

この長谷川さんの事例では、系統立った言語訓練を始める前に家族とおこなった五〇音の練習が、その後の機能の再編成をいささか妨害する結果となっている。機能再編成が正しくかつスムーズにおこなわれるためには、このような不適切な刺激の強化はぜひ避けたいものである。それと同時に、STが不適切な訓練刺激を選択すると、失語症者の回復を妨害する可能性のあることも、このことから推測される。訓練手法の選択には充分な検討が必要だと、今さらながら気が引き締まる。

回復の手応え～仲間と話す

松島さんが外来で通ってくるようになってから、松島さんと石井さん、長谷川さんのグループ訓練の時間に、社会の空気が持ち込まれるようになった。第一、松島さんは入院時とは違って、着るものもパリッとしている。ぼさぼさ頭に寝間着を着ていた松島さんとは大違いである。石井さんもそれを見て、松島さんに会うときは、少し闊達《かったつ》に振る舞うようになった。

言葉は不自由でもいろいろな話をしようという趣旨のグループ訓練で、三人はそれぞれの趣味の話を始めた。松島さんはカバンの中から競馬の新聞を取り出す。顔がほころんでいる。家族には内緒で、電車に乗って場外馬券売場へ行ってきたらしい。石井さんが「いくら、やったの?」と聞くと、松島さんは、指を三本出しながら「二千円」と言う。長谷川さんは「ちがうよ、いち、に、さん、三千円だろ?」と訂正。松島さんは平然と「そう、三千円」と言う。言い誤りには気が付いていないらしい。石井さんも競馬に興味があるらしく、その新聞をみんなで見ようということになり、近付く大きなレースの予想で話は盛り上がる。石井さんは話せないときには漢字を書いたりして、クイズのようではあるが会話が進む。

話がはずむうちに、石井さんには囲碁やスキーの趣味があること、長谷川さんは車に小遣いをつぎ込んでいたことなどがだんだんわかってくる。みんな仕事もしたけれど、遊びもがんばっていたことが判明。

会話の仲立ちをしたSTを含め、かなりの盛り上がりを見せてグループ訓練が終了。このときの三人の表情にはいつになく活気があり、大声を立てて笑ったりする。STは、三人の失語症者の回復の手応えを感じた。

石井さんたちは訓練が終わっても廊下で何か話をしていたり、喫茶室に行ったりと、明らかに何かが変わり始めた。

初めての外泊訓練

歩行訓練が進み、階段の上り下りも何とかできるようになって、いよいよ外泊の訓練ということになった。今回は家の前までタクシーで行き、マンションの二階にある自宅まで階段をやっと上る。発病以来、約七ヵ月ぶりの帰宅であった。石井さんは、家の中に転がっている子供のおもちゃや自分の机や本を見ても、なんだかすべてが違っているようにも感じられ、よその家に来たような気がしたという。家庭の中で何気なく交わされていた家族との会話も、以前のようにはできない。二人の子供たちは、お父さんとどう話したらよいのかわからず戸惑っているのか、いやに静かにお父さんを見ている。それでも石井さんは居間にどっかりと座ると、「いいねえ」と一言。石井さんはその夜、ぐっすりと眠った。

次の日、石井さんは居間のビデオの録画予約をセットし始めた。病前には、テレビの番組予定をにらみながら、どうしても見たいドラマなどの録画予約を前日にしていたとのこと。奥さんは、夫には録画予約の仕方などどうせわからないだろうと、見て見ぬ振りをしていた。石井さんは少し考えて、あれこれ操作していたが、やがて「できた」と言って満足そうにしている。どうもビデオ装置が操作できるらしい。簡単な話もできなくなり、字もあまり書けなくなったご主人を見て、この人は何もかもわからなくなってしまったのではと半分諦めかけていた奥さんは、ビデオの件に驚いてしまった。

病院への帰り道、車で送ってくれた弟さんに道の指示を出していることも、奥さんには驚きだった。石井さんは運転が好きで近道などにも詳しかったらしく、助手席に座って「こっち」などと言いながら、さかんに手で指示する。弟さんも半信半疑だったが、その指示に従って行くとちゃんと近道できる。

石井さんは言葉を失っただけなのであって、知的な機能を何もかも失ったのではないことが、みんなにもようやくわかってきたようだ。

石井さんに活力が

このところ落ち込むことの多かった石井さんではあるが、この外泊を境に、「やらなくっちゃ」という気迫が出てきたようだ。

家から持ってきたCDプレイヤーで好きな音楽を聞いたり、売店に新聞を買いに行って、野球の勝敗だけでなく、経済欄も眺めたりするようになった。まだ仮名の部分がよくは理解できない石井さんにとって、新聞記事の詳細は理解できないに違いないが、新聞を見ること自体が気に入っている様子である。また、新聞の中の気になる記事の見出しを毎日、日記のようにノートに書き写すことも始めた。「みかん」とか「自動車」といった簡単な単語の訓練に比べれば、社会に結びついた課題は身が入るようで、この課題をきっかけにテレビのニュースもよく見るようになった。

外泊のときに問題となった、お風呂の改造や階段に手すりをつけるなどの退院に向けての準備が、リハビリテーションのスタッフと奥さんの間で始まった。また、石井さんがバスと電車を使って病院へ通うための、外出訓練も始まった。外に出ると、病院の中の平坦な廊下を歩いているときには気付かなかったいろんな問題があることに、石井さんも内心びくびくしていたらしい。それでも病院の外へ出られることは、大きな励みになったようだ。

退院〜奥さんの不安

自宅の改造や、電車による通院訓練も進んで、リハビリテーション開始から八ヵ月目（発症から九ヵ月目）に、石井さんは自宅へと退院していった。それまでに週末ごとに外泊して、家の中での生活に大きな支障のないことは確認されていた。

家に戻り、身体と言葉の不自由な石井さんと家族の新しい生活がスタートした。特に奥さんにとって、発症前との大きな違いは、生活の大半を会社で過ごしていたご主人が毎日家にいることだったようだ。奥さんの緊張は相当なもので、ご主人のことが気になって仕方がない。ご主人がトイレからなかなか出てこないと気になる。近くの店へ買い物に行っても、なんだか焦って急いで帰ってきてしまう。石井さんはお風呂に一人で入れるようになっていたが、あれこれ世話を焼きすぎるので石井さんは怒り出してしまう。退院してから一週間は何もかもがごたごたして、世話を焼く奥さんも焼かれる石井さんも、疲れ切ってしまったようだ。

二人きりになると「何か話をしなくてはいけない」と奥さんは焦った気持ちになるので、あれこれ話しかけてみるが、簡単には話が通じない。

石井さん：「ほら、みんなに、ぜんぶやんないとな。……すごいよな」
奥さん：「全部やるって、何するの？」
石井さん：「ずっとさ……みんな……なんていう、おかしとか、いろんな」
奥さん：「誰かにお菓子をあげたの？」
石井さん：「ちがう。どうですかって、きただろ。だからさ……」
奥さん：「お見舞いに来てくださったこと？」
石井さん「そうそう。お・み・ま・いか。だからさ、どうもって、なんか、しようよ」
奥さん：「ああわかった。快気祝いっていうの、お見舞いのお礼をしたいってこと」
石井さん：「そうだよ。ぜんぶ、なまえしってる？」

奥さん：「途中から書いたんだけれど、最初の頃はそれどころじゃなかったでしょ。ちょっといい加減だわ。誰がお見舞いに来たか、あなた覚えてる？」

石井さん：「わかんないよ。こんどの、ちがう……まえのびょういんのは、ぜんぶ、わかんないよ」

よく聞いてみると、石井さんは最初に入院した病院での日々についてもほとんど記憶になく、またリハビリテーション病院に移ってからの二ヵ月間ぐらいの記憶もはなはだ怪しいとのこと。リハビリテーションを始めてからの石井さんは、傍目《はた》にはしっかり生活しているように見えていたが、この頃の記憶が確かでないことから、当時の脳の機能は必ずしもよくなかったことが推察される。

病気になる前の石井さん夫妻は、それほどよく会話をする夫婦ではなかったかもしれないが、大事なことは奥さんはご主人にいつも相談していたし、その日にあったことを話すことで気持ちも和み、お互いの気持ちもおおよそは理解し合ってきたという。しかしご主人が言葉を失うという新しい事態に直面して、今後、二人の絆をどのように保っていけばよいのかが奥さんには重大なことになった。これから子供も含めた家族がどのような生活をすることになるのか。ご主人の命が助かったことにとにかく喜んでいたときには考えられないほど、奥さんは不安と苛立ちにさいなまれていた。

不安なことがあればご主人に相談して解決してきたのに、今はそれもできなくなった。時には、子供の様子などを話してご主人に意見を求めてみるが、話している意味が理解できないのか、返事がうまくできないのか、あるいは考えることができないのか、とにかく曖昧な応答しかご主人から引き出すことができない。また、ただでさえ苦しんでいるご主人にいやな話は聞かせまいと思って、お金の話や子供の成績のことなどは話題にしないように心がけていたともいう。奥さんにしてみれば自分の不安で手一杯なだけに、ましてや、何となくいらいらしているご主人が、何を望んでいるのか、何に困っているのか、何が心配なのかを聞き出して支えになることは、手にあまることだったのかもしれない。

子供とのトラブル

石井さんと子供たちとの関係においても、容易でない問題が発生した。これまで「お父さん」は子供たちの憧れであり、何でも頼れるまさに大黒柱であった。そのお父さんが病気で歩けなくなり、また話もできなくなったことの意味が、小学生の二人にわかるはずもなく、今は病気で具合が悪いけれども、少し時間がたてば元のお父さんに戻るのだろうくらいに考えていたらしい。ところが、お父さんがそれまでとは違ってしまったことが段々とわかり、お母さんも不安な様子でいることから、子供たちがさらに落ち着かない気持ちになるのは当然であった。

ある日、学校から帰ってきて、いつものように夕方からテレビを見ている子供たちに、石井さんが何やら怒り出したのがトラブルの始まりであった。子供たちが大きな音でずっとアニメ番組を見ているので、石井さんがいらいらし始めたようなのだ。発症してから騒音に対して敏感になっていた石井さんには、まずテレビの騒がしさがつらかったし、また子供が宿題をする様子もなく延々とテレビを見ているのも気になる。日中の子供の姿を目にすることがあまりなかった石井さんは、子供の生活を長時間見ることによって、子供のよくない点にやたら目が向くということもあるのかもしれない。また、石井さん自身が見たいニュース番組があって、テレビのチャンネルを変えたいとも思っていたらしい。

石井さんが「だめだ」と大声で言い、テレビのチャンネルを強引に変えてしまったので、子供たちは大反発。

「なんでだよー」と怒った子供たちは、チャンネルをもとに戻そうとお父さんともみ合いになってしまった。

石井さんが、「……なにするんだ……だめだ……」と興奮して子供の頭をぽかりとやってしまったので、子供たちはわーわー泣き出す。ここに奥さんも加わってひと騒ぎになり、石井さんは興奮したまま寝室に逃げ込んでしまった。このことをきっかけに家の中に気まずい空気が流れ、奥さんはますますおろおろするばかりだった。

石井さんには子供をしつけたいという思いがあり、いろいろ子供に言いたいが、自分の考えを子供にうまく伝えるだけの言葉の能力がない。怒られた子供も、何を怒られたのかわからないため納得できず、お母さんに助けを求めるか反発するしか気持ちのやり場がない。お父さんは病気だから「なんでもあり」、というのを許せる心の余裕は子供たちには当然ない。

石井さんにとってもこのようなトラブルは堪えがたいし、奥さんも胸の中に大きな石を抱え込んだような気持ちだったという。

このときの石井さんの気持ちをＳＴが聞き出して奥さんに伝え、子供たちにも理解してもらい、夕方のテレビについて折り合いがついたのは、それから一ヵ月も後のことであった。石井さんは、自分の表現力が足りないだけでなく、気持ちをコントロールしにくくなっていることも認めていた。入院中は他人の中での生活であって、我慢に我慢を重ねていたのかもしれない。家庭に帰ってから石井さんの本音が出てきて、無性に腹が立ったり、いらいらしたりすることが家庭内で目立ってきたわけである。この頃、失語症のお父さんと暮らすのも容易でないと家族のみんなが思ったのは事実であった。

散歩で人に会いたくない

失語症になって以来、石井さんは人と接することに対して気が重くなったが、この問題に、散歩に出てすぐに直面することになる。病院にいたときと違って、家の中では歩く練習があまりできないので、毎日の散歩はリハビリテーション上欠かせない。ところが、マンションの玄関を出たところで、いきなり隣りの奥さんと鉢合わせしてしまったのである。何とか挨拶をしなければと思ったとたんに緊張して口ごもってしまい、何も言えないで頭だけ下げることになった。また不自由な身体を、近所の人の目にさらすのも気の重いことであった。病院の中はそういう意味では気楽なところで、ほかの人の目を気にする必要はない。

なるべく人の通らない、そして知った人から声をかけられないようなコースを好んで石井さんは散歩をした。周りの社会と自分の間に高い壁を自分で作っているといった感じである。この頃、会社の同僚や友人のお見舞いも、石井さんにはいささか苦痛だったようだ。

日常生活という恐怖

石井さんの記録にも見られるように、失語症になったために、家庭内での夫婦や親子の関係、隣人との関係、友人や職場の人々との関係が、病前と大きく変わらざるをえなくなったことを、失語症者は病院から家庭に戻ったときに初めて実感するという。病院にいたときには、病院というシェルターの中にいるため、それらの問題は生々しくは浮かび上がってこない。患者という枠に逃げ込むことで、現実の問題から逃れていられたという側面もある。

家庭に戻って、夫婦がコミュニケーションをうまく取れない中で、どうやってお互いの意思を理解し合い、夫婦という関係を保っていけばよいのか、ほとんどの失語症者とその家族で深刻な問題が起こる。その上、病気になったために仕事も収入もこれまでのようにはいかない。今後の生活についていて決めなければならない問題が、山積みになっている。言葉が話せない、自分の意思をわかってもらえない、相手の言う言葉の意味がわからず、しばしば情報を誤解するといったコミュニケーション上の問題が苛立ちを高じさせる。

しかし、問題はこれにとどまらない。発症から日の浅い段階では情動が変動しやすく、苛立ちが暴走することが少なくない。石井さんにも時々見られるように気分が変動して異様な興奮状態になることを、「破局反応」と呼ぶ。このときには、どのような慰めや説得も効果がないのが普通で、周囲の人はじっと見守って、失語症者の苦しい気持ちへの共感を示す振る舞いをすることが、失語症者の落ち着きを取り戻すためには効果的である。このように言葉を失ってコミュニケーションが取れない中で、いらつき混乱する失語症者を目の前にして、その伴侶もまたどうしてよいのかわからず、怒りや絶望感に襲われるという。

子供との関係においても、言葉を失ったことが親子のバランスを大きく崩すことが少なくない。まして子供が小さいか、あるいは思春期などで心理的に不安定な場合に起こる問題は深刻である。これらの家族との問題については、第三部でいろいろな事例をあげて述べることにする。

また、家から一歩外に出れば、近所の人にも挨拶をしなければならない。「外で人に会うことは恐怖そのものであった。頭の中がざわざわして何か言わなければと思うほど焦って、頭がパニックになってしまう。焦れば焦るほど言葉が出ず、目をそらすようにして頭を下げて通り過ぎることになる」と後に石井さんは述べているが、これはほとんどの失語症者にとって共通の感想であろう。簡単な挨拶もろくにできなかったという敗北感は、恐怖感として心の中に積っていくのかもしれない。

この頃は、石井さんだけでなく家族みんなにとっても、日常生活が恐怖そのものであった。

外来通院が始まった

退院して一〇日たち、家の中で悶々としていた石井さんが、電車とバスを使って病院への通院を始めた。その日は、朝早くから支度をして緊張しながらも元気に出発。何とか無事に病院にたどり着き、リハビリテーション・センターで顔見知りのスタッフや患者さんたちに会うと、なぜかとてもほっとしたとのこと。診察の後に、理学療法、作業療法、言語訓練のプログラムが決まり、当面、週に三回の通院ということになった。歩く能力にも、コミュニケーションにもまだ問題が大きいので、当分は奥さんが付き添って通院することになった。文字通り二人三脚の外来訓練の開始である。

その日の訓練を終わって病院を出たのは、正午をだいぶまわった頃で、石井さん夫婦は、お腹が空いたので駅前で食堂に入って、昼食を食べることにした。外食をするのは発病以後では初体験である。石井さんは、ウエートレスに「何になさいますか」と聞かれても、どう返事していいかわからない。奥さんがメニューを見て「お父さん、刺身定食でいいですか？」と聞くので、あわてて「うん」とうなずいてしまう。石井さんの意思にかかわらず、刺身定食が運ばれてきた。

家に帰り着くと、もう疲労困憊《こんぱい》。とりあえずベッドの中に潜り込む。通院というのは並大抵のことではない。病気の前には何でもなかったいろんなことが、今ではたやすいことではなくなった。例えば、道路を歩くこと、信号が変わらないうちに無事に道路を渡ること、バスに乗ること、駅の人混みの中をほかの人と違ったペースでのろのろと歩くこと、その姿を周りの人が見る視線が気になること、切符を買うこと、駅の高い階段を登ること、来た電車に素早く乗り込むこと、電車が動き出す前に席に座れるだろうかという不安、人がもみ合う中をさっと降りられるだろうかという不安、病院の受付の手続き、いずれも緊張の連続だ。バスの乗り降りといい、高い階段を上り下りする電車の駅といい、歩行に障害のある人にとって都市の生活は厳しいということを奥さんともども痛感。

それでも、電車に乗って外出できたことは石井さんにとって大きな自信につながったようだ。

　二回三回と通院するうちに、寝間着を着て病人として過ごしていた頃とは石井さんの表情がどこか違ってきた。時には、通院や散歩の帰り道に本屋さんや喫茶店に寄ったり、スーパーに行って足りなくなったビデオテープを買い足し、好きなテレビ番組を録画したりと、歩く訓練や言葉の訓練にとらわれない、気分のよい時間が少しは持てるようになってきた。しかしこれとて、「話せない」という焦燥感から逃れたい一心であって、心から楽しめたわけではなかったのかもしれない。特に病院に行かない日は問題で、本当のところは何にもしたくないのに、仕方なく散歩に出かけたり、宿題をやってみたりするという状態であったらしい。

第六章　社会復帰に向けて

外来での言語訓練

発病から一年たつ頃には、石井さんは週に三回の通院にも慣れ、一人で乗り物を乗り継いで外出できるようになっていた。この頃の言語訓練は、やや複雑な文章レベルの理解や発話、仮名文字の読み書きの定着と短文の書字練習、グループ訓練を通じての応用的会話の練習などへと進んでいた。

文章レベルの訓練

文章で話したり書いたりするためには、文章レベルの意味理解を確実にする必要がある。文字からの意味理解課題としては、文章を主部と述部に分けたものを組み合わせる練習課題がよく使われる。石井さんはこの時期には、一〇文の組み合わせ課題へと進んでいた（図25）。

また、耳から聞いて文章の意味を理解する機能にも、まだ問題が多かった。石井さんの聴覚的理解の障害の背景には、音韻を聞き分ける（弁別）能力にはさして問題がないものの、聞いた言葉の意味を即座に把握したり、聞いた音韻情報を頭の中で保っておいたりする能力に問題があるということがあった。

この時期には、簡単な指示に従って道具や図版を動かす訓練がおこなわれた。この課題は、まだなかなか難しいようだ。

一方、「文章で話す」訓練も難度を上げていく。文章で話す訓練の基本は、「会話」の訓練である。話し言葉を誘導できるような質問をして、文章レベルの発語をいかに引き出し、また文章で話せるという実感をどれほど失語症者に持たせることができるかが、STの腕の見せ所となる。しかも話題は社会のことや趣味のことなど、病前の石井さんが日常的に交わしたであろう内容を取り上げるよう配慮する。

かっこの中に正しい言葉を
下から選んで入れて下さい。

1）病人が風の音で　（　　　）
2）不景気であの店は　（　　　）
3）部屋は花の香りに　（　　　）
4）部隊はついに　（　　　）
5）夕方６時まで　（　　　）
6）両国は条約で　（　　　）
7）老人は今の若者に　（　　　）
8）２軒の家は道を隔てて　（　　　）
9）あの工場は社員を　（　　　）
10）うちの猫とどこかの　（　　　）

1）目を覚ました。　2）時間が空いている。
3）潰れてしまった。　4）呆れている。
5）向かい合っている。　6）600人使っている。
7）満ちている。　8）敵から陣地を奪った。
9）猫が大げんかをした。
10）平和の実現を誓った。

図25　文章完成課題（10者択一）

この頃の石井さんの会話の様子がどんなものか、例をあげてみよう。

「昨日は大事件がありましたねえ」

…………「だいじけんが、ありました」

「あれはどこの空港ですか？」

…………「えーと、くうこう。えーと、おおさかじゃなくて……きゅうしゅうのほら……うえのほうの、あ、ふくおかかな」
「飛行機がどうなったんですか？」…………「ひこおきがこうずっといこうとしたら、ああだめだって、それで、やめようっていって、やめたら、どーんて、みちに、こお、つっこんじゃって」
「それでどうなりました？」…………「ばーともえて、みんなにげたんですよね」
「怪我をした人はありましたか？」…………「けがをしたのは、三人かな、あった」

この会話をよく観察すると、石井さんは質問文の中の単語をまず復唱する形で話し始め、それを次に続く言葉の誘導のヒントとして用いて文章を構成していることがわかる。たどたどしかった話し言葉も、だいぶスムーズになってきた。

文章レベルの発話を促進するもう一つの基本的な訓練は、短い文章の音読訓練である。ただし文章の音読訓練は、仮名文字がある程度読めるようにならないとおこなえない。仮名文字音読がまだ不十分な場合は、文章を示しながら復唱訓練をおこない、音読への橋渡し的訓練とする。

また図版や写真を示して、どのような情景なのか短い文章で自発的に話してもらう訓練もおこなった。

石井さんは、簡単な場面一つだけの情景画の説明や短文の音読がかなり楽にできるようになったので、セリフのない四コマの漫画の説明をする練習へと進んでいった。この練習には、根本進氏の「クリちゃん」という漫画が実に有用で、多くの失語症患者が「クリちゃん」にお世話になって勉強している。

ところが、この課題はなかなか難しい。漫画の全体的な意味はだいたいわかっても、適切な言葉がうまく浮かんでこない。

〃幼稚園に近ぢか入園するクリちゃんが、ズボンとパンツを脱がないでトイレに行けるように練習しているのに、結局廊下で全部脱いでしまった〃というストーリーの漫画に対して、石井さんはどのような説明をしたのであろうか（図26）。

「お父さんと、おじいさんじゃない、お父さんじゃない、お・かあさんは、クリちゃんの学校じゃない……よおちえんに……はいれます。クリちゃんはいそいで、クリちゃんは、トイレへい

ひとりでゆけるかい

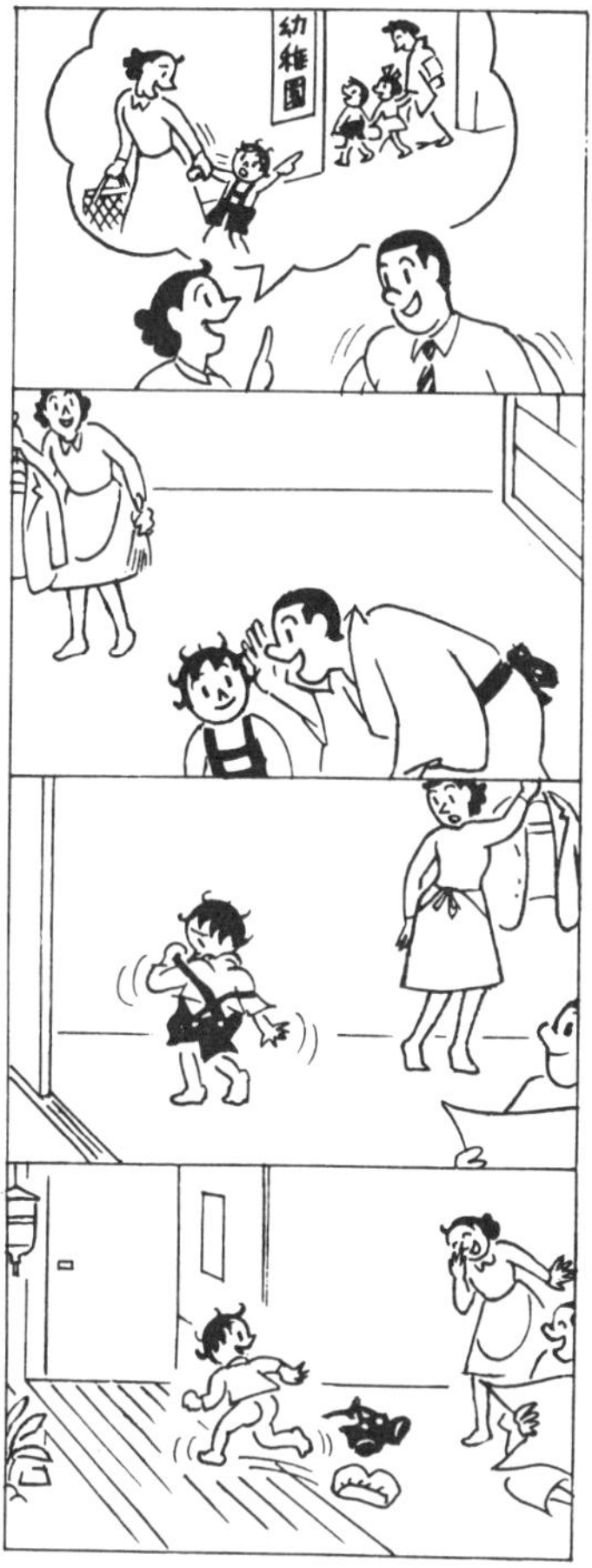

Can you go by yourself?

図26　**4コマ漫画**
根本進著「クリちゃん〈みどりの本〉」さ・え・ら書房（1978）より

った。まって、まってと……いってから……トイレにいった。洋服から……ズボンと……それから、ぜんぶ……ぬいでいます。お父さんと……みんな……笑っています」

スムーズとはいかないが、全体のストーリーが少しは伝わる程度に表現できている。ただし仮名文字がスムーズに書けない石井さんは、この漫画のストーリーをまだ書くことはできない。引き続き、キーワードを利用しながら、仮名単語の書き取り、漢字単語の仮名振り、短い文章を書く練習などをしている。文章を書くには、まだ大変な時間と労力が必要だ。

グループ訓練で話がはずむ

病院の外来では、失語症の仲間同士、会話がはずむ。石井さんや松島さん、そのほか何人かの同世代の失語症の仲間でグループ訓練が組まれた。話のよくできる人とあまり話せない人が混じって、「今週のニュース」をテーマに話をする。このグループに最初に参加したとき、あまり話ができない石井さんはひどく緊張したそうだ。しかし仲間をよく見ていると、うまくは話せないのにニュースのことを詳しく知っている人や、話はできても世の中の動向がよくわかっていない人などがいる。このことから石井さんは、表現力以前に世の中の動向に興味を持ち、よく理解することが大切だと気付いたようだ。それからは、わからない部分が多いながらも、ともかくテレビのニュース番組を熱心に見るようになり、また新聞も懸命に眺めるようになった（読むところまではいかないが）。

このグループ訓練では、誰かが言葉を思い出せないと、言いたい言葉に関するヒントをほかの人が出したり、言葉を補ったり、言葉を思い出すまでじっと待ってあげたりする。言葉の数は少なくても、ちょっと色気のあるジョークを飛ばす人がいたり、野球のことで軽い応酬やからかいがあったりという、ごくごく普通の大人の座談をする。とりとめのない場合が多いが、笑い転げたりして、話ができないうっぷんを少しは解消できるようである。

発症当時はかなり重度の失語症であった石井さんだが、単語レベルの訓練から始まり、短い文章での表現や文章の意味理解の訓練、そして苦手な仮名文字の集中的訓練にまで達して、まがりなりにも、ほかの人とニュースについて語り合えるまでに回復してきた。しかしながら、誰でも重度の失語症からこのレベルへと、一年程度の間に回復できるわけではない。石井さんと同じような病巣を持つ失語症者であっても、発症年齢が若いこと、残っている反対側の大脳に損傷や老化に伴う変化が少ないこと、意欲があること、適切な言語訓練が充分におこなわれることなどの好条件が揃わないと、ここに示したような回復は望みにくい。

また石井さんの場合、苦しい言語訓練を続けるだけの気力があり、回復に伴って日常生活の中での活動も増え、家族や仲間の失語症の友人に支えられたため、前へ前へと少しずつではあるが進むことができたものと思われる。ここにあげた条件のいずれか一つが欠けても、回復の足並みは鈍くなっていたことであろう。

はたして会社に戻れるか

失語症状が回復し、発病からの時間がたつにつれ、これからの生活がどうなるのかを考えざるをえなくなってくる。

発病して一年が過ぎたのを機会に、石井さんの上司と会社の人事担当者が、石井さんの言葉の障害について話を聞きたいということで来院した。会社の同僚や上司が、石井さんの発病以来何度も見舞いに来ていたが、失語症という症状をどう理解していいのか戸惑っているとのこと。いろいろと素朴な質問がSTに投げかけられた。


「僕の顔はわかるみたいですけれども、記憶のほうはどうなんでしょう?」

「あと半年もしたら、だいたい元のように話せるようになるんでしょうか?」

「話せないけれど、筆談はできるんですよね」

「右手が不自由ですが、ワープロで書類を打ってもらえばいいのでしょうか?」

「話がうまくできない段階で会社に戻って、本人が傷つかないでしょうか?」

「出勤することが負担になって、再発されても困りますね」

「いったい、どんな仕事ならできるんでしょうか?」


いずれも、失語症者に初めて出会った人なら誰もが持つ疑問ばかりである。何とか支援したいとは思っているけれども、どのような筋道で考えていったらよいのか手がかりがつかめず、会社側としては当惑しているというのが本音のようだ。

病院側としては、一般的な失語症の症状と経過を説明して、言語機能全般に障害のあること、知的能力の障害と失語症は別物であること、最初は障害があっても社会参加をする中でかなりの改善が見込まれることなどについて説明し、理解を求めた。

特に、障害を持つ人を企業が受け入れることのメリットについては、次のような内容を中心に、できるだけていねいに話をした。

失語症者の言語症状の回復を長期的に見ると、社会復帰できるかどうかによって大きく違ってくる。このことは、特に若い年齢の失語症例できわめて大きいことが確認されている。言葉を使う機会を多く持つことが、言葉の回復によい影響を与えることは容易に想像されるし、社会参加する中で、多くの言語的および非言語的情報を処理することによって脳機能全体が賦活《ふかつ》化され、機能回復が促進されることもわかっている。また、失語症者の回復への意欲や生き甲斐の獲得に社会参加は欠かせない。それは経済的なことも含め、家族のその後の生活の質にも関わる重大な問題となる。

そして、「失語症者と共に過ごすことで、健康な人もまた多くのことを学ぶことができる」ということも強調して話をした。

石井さんについては、とりあえずさらに半年間、リハビリテーションを継続することにし、その間に、会社側でもできるだけの準備をするとのことだった。石井さんは、緊張感と共に、回復して会社へ戻りたいという意欲が湧いてきたようだ。

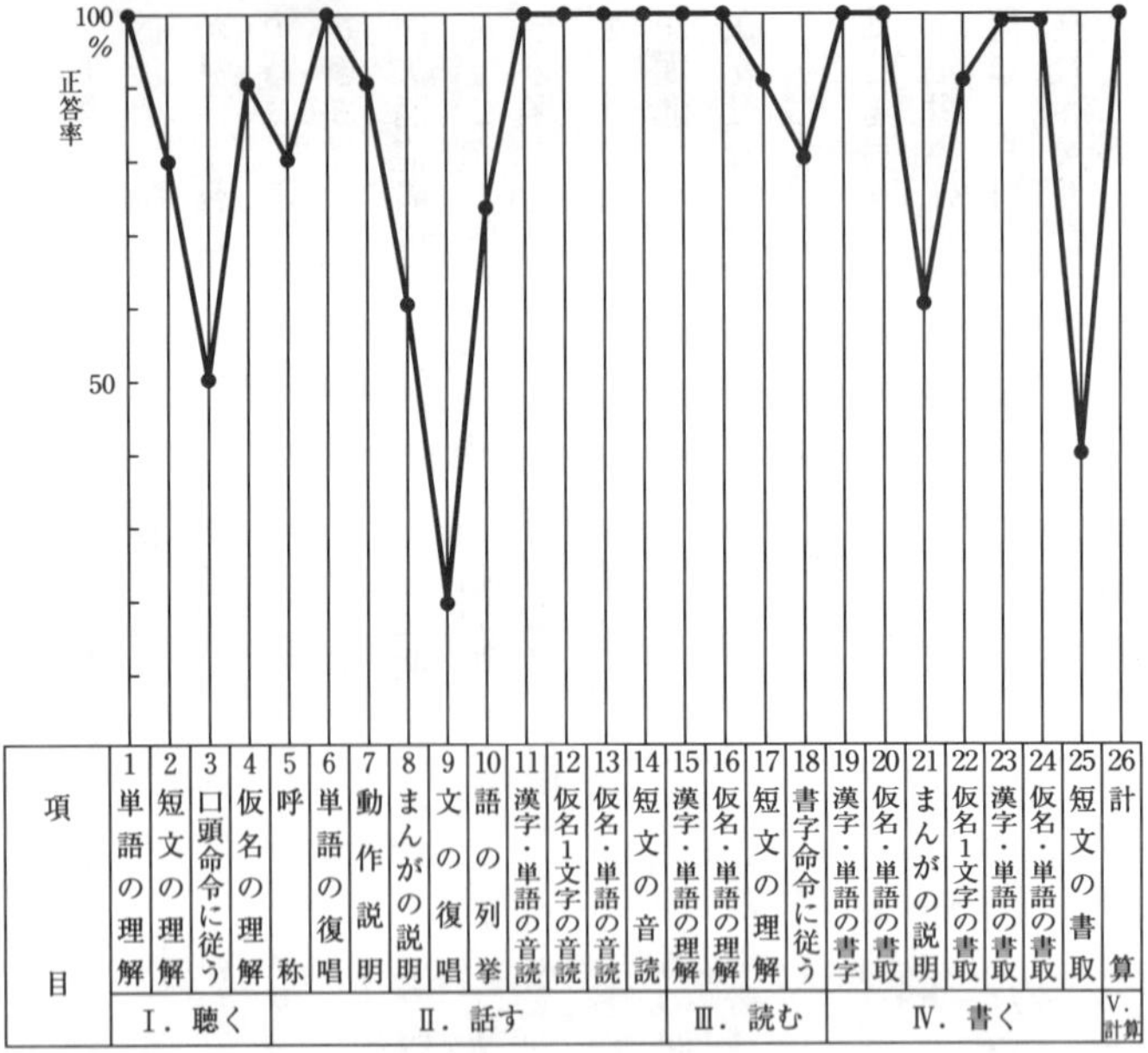

図27　石井さんのSLTA成績（発症後一年半）

石井さんの言葉は会社で役に立つのか

退院してから九ヵ月、発病から約一年半の歳月が過ぎた。

この間、週三回の通院訓練、家での宿題を中心とする勉強、家族や友人とのおしゃべり、買い物や食事などの社会体験など、できる限りの努力が続けられてきた。

この頃の言語症状を見てみよう。SLTAの成績は、図27に示すように、訓練を始めた当初とは比べものにならないくらいに回復している。複雑な文章を聞いて理解する能力を調べる「口頭命令に従う」という検査課題では約五〇％の正解にとどまり、その点まだ問題を残しているが、日常会話の理解にはさして支障がない。ただし、仕事上の指示や電話での会話などがどの程度正確に理解できるかという、職業的能力という観点では不安が残る。

話し言葉の検査項目では、「文の復唱」という課題が二文節文までしかできずに低得点になっている。また、「まんがの説明」という四コマ漫画のストーリーを話す課題は不完全な出来だが、呼称課題や簡単な情景の描写、文章の音読、仮名一文字の音読などができるようになっている。

文字を読んで理解する課題はきわめてよくなっている。ただし、「書字命令に従う」という少し込み入った文章の理解にはやや難がありそうだ。

文字を書く課題では、日常の漢字単語は書けるようになった。また仮名文字の学習が進み、時間がかかって時に誤字が混入する難点はあるが、何とかそれらしい短文を書けるようになった。

計算は加減乗除とも可能になった。

職場復帰の話が出てから、何とかワープロが打てないものかと石井さんは挑戦を始めた。原稿を見て、仮名文字はそのまま打ち込めばよいが、漢字は仮名で入力してから変換するか、ローマ字で入力をする必要がある。しかし石井さんの場合、漢字を見てそれに対応する音がさっと頭に浮かび、仮名文字に変換できるわけではない。

かなり苦戦したあげく、「偏」や「旁」で検索して漢字を呼び出すワープロ機能を使えば、何とか漢字も打てるようになってきた。「偏」と「旁」の入力コードナンバー表を一つひとつ見ながら、根気よく打ち込むのである。これに慣れてくると、時にはすっと読み方と対応する仮名が浮かんできて、容易に入力できるようになる場合も出てきた。

気の遠くなるような骨の折れる作業ではあったが、このように石井さんは意欲的にワープロの練習に取り組んでいったのである。

家族みんなが元気に

一時期はとても気まずい雰囲気が流れた家庭の中にも、少しずつ落ち着きが出てきたようである。初めは言葉のない夫とどのように付き合っていけばよいのか途方にくれていた奥さんであったが、言葉の回復に伴って意思の疎通もだいぶ楽になり、また奥さん自身のコミュニケーション技術も飛躍的に向上し、聞いて理解する能力の障害を補うために文字を併用したり、石井さんが返答しやすいように質問の言葉を工夫したりできるようになってきた。

また奥さんは、うまく言えないからといって、無理に言葉で言わせるのではなく、どんな方法でもいいからコミュニケーションさえ成立すればよいのだと考えられるようになってきた。このことがよい効果をもたらしたのか、石井さんのイライラも減ってきて、文字を書いたり、ジェスチャーをしたりしながら、積極的にコミュニケーションを取ろうとするようになってきた。

子供たちも、お母さんの気持ちが安定するのに伴って落ち着いてきたとのこと。お父さんがうまく話せないと、このことかあのことかとクイズのように質問したり、言えない言葉を補ってあげたりする。また以前のように、お父さんにくっついてテレビを一緒に見たり、甘えるようにもなった。ただし、お父さんが子供たちに何か注意しようとすると、それがうまく伝わらず、親子共々ストレスが発生するようである。子育てという意味では、まだまだ難しい問題が残されている。

会社との交渉～お互いの戸惑い

石井さんは、右の手足に麻痺はあるものの、電車やバスでの移動に自信もできた。会社まではバスと電車で一時間近くかかるが、朝のラッシュ時をはずせば、通勤も何とかできそうだ。何といっても問題は、まだ片言に近い言葉の障害をどうするかである。

これまで何回かにわたって会社の関係者と病院側および本人や家族との間で話し合いが持たれた結果、まずは出勤の練習から始めることになった。

石井さんはもともとは、中規模の建設会社の技術系営業マンであった。言葉の障害がある以上、営業の仕事を今まで通りに続けることは難しい。会社側から、総務課へ配置転換し、そこでできそうな仕事を徐々に探していこうという好意的な決定が伝えられた。

会社の担当者と病院のスタッフは、石井さんに何ができて何が難しいのか、職場としてはどのようなことに配慮すべきかなどについて話し合った。病院からの説明の内容は、おおよそ次のようなことであった。

＊失語症は言葉の障害であって、痴呆とはまったく違う。
言葉は不自由であっても、普通に付き合ってほしい。

＊聞いて意味を理解する能力にはやや問題が残っている。このため、指示事項は書いたメモを併せて示してほしい。ただし、仮名文字の読み書きは漢字に比べて難しいので、メモには数字や漢字

を多く使用するようにしてほしい。

＊話をするのにもたつくことがあるが、少し待ってゆっくり会話をしてほしい。

＊仮名文字を書く能力が充分ではないので、ワープロへの入力はまだスムーズではない。原稿の漢字に仮名が振ってあるとよい。時間をかければ、漢字を直接に入力することが可能。

＊パソコンでの定型的な表に数値を入力することなどは可能。

＊病前の立場を配慮するあまりに、本人にできない難しい職務を与えることは避けてほしい。単純であっても、できる仕事を探してほしい。

＊当面は、職場に通うほか、医学的管理とリハビリテーションのために定期的に通院してほしい。

会社側は、これだけの問題点に対して、できるだけ対処してみたいと言ったものの、実際にはどういうことになるのか戸惑いは隠せないようだ。

不安なのは会社以上に本人であることはいうまでもない。会社に行きたい。でも、どういうことになるのか、何もかも心配といえば心配である。何がいったいできるのか、会社の人とどのように付き合っていけばよいのか、通勤は大丈夫だろうか、考え始めればきりのないほどの不安がある。

復帰の日までに、何回となくこの不安について、スタッフと石井さんの間で話し合う機会を持った。この話し合いを通して、石井さんの不安はどこにあるのかを探り、それに対する助言をしたり、また、失語症者が職場復帰したときに一般的に起こりそうな問題について、あらかじめ話をして、心の準備ができるようにしたり、具体的な障害の補い方の工夫を伝授したりした。例えば、次のようなことが話し合われた。

＊病前と同じように働くことはできない。
＊障害のあることをほかの人に露にすることに、耐えられるだろうか。
＊病前とは違った立場で会社に身を置くことに、耐えられるだろうか。
＊復職によってどんなに精神的につらい思いをしたとしても、社会に身を置くことで、失語症状の大きな改善が見込まれる。つらい思いをするだけの価値がある。
＊焦らないで少しずつ活動内容を増やしていくこと。
＊能力に見合わない仕事をしようと思わないことが重要。どんな単純な仕事でも、できることをしよう。
＊失語症であることを世の中の人に知ってもらうことは、周囲の人々にとっても大きな意義がある。障害を持った人と共に生きていく機会を持てることにより、周囲の人が得ることは大きいはずだ。胸を張って社会に出ていこう。
＊コミュニケーションの障害に対しては、障害を補う方法をできるだけ活用しよう。例えば、話し言葉を聞いただけでは理解が不十分なことを肝に銘じて、相手にメモを書いて指示をしてもらう。電話や仕事上の会話は、差し支えのない限り録音を取り、話が終わってから再び聞いて文字に書き取る。便利なたばこサイズの小さなテープレコーダーが市販されている。

人に話をしようとする内容は、あらかじめ文字で書いて準備する。内容を文字に書き表して、思考の中身をまとめ上げることが大切。文字に書くことで、話せなかったらどうしようという恐怖感からだいぶ救われる。

＊努めて職場の人とたくさん会話をしよう。失語症者以上に周囲の人が、失語症者と話すことに緊張しているはず。お互いの精神的な垣根をこちらから取り払っていくようにしよう。

＊社会に戻れば、それまで以上に精神的には大変なはず。リハビリテーションに通うことで、その時々の不安について相談するとよい。息抜きの趣味活動も広げよう。

職場への復帰

何回か通勤の練習を繰り返した後、いよいよ石井さんは発病後一年八ヵ月たったある日、会社に復帰することになった。

営業部から総務部に配置転換した上、会社側の配慮で、ラッシュの時間帯を避けて遅く出勤し、一時間早く帰宅するという、短縮勤務から出発できるようになった。

以下、石井さんの報告をもとに、奮戦の状況を再現してみる。

当分は会社に来ることが目的だからということで、これから使うことになるパソコンが与えられ、まずはその練習から始まった。かつてパソコンでたくさんの書類を作っていた石井さんにとっては、パソコンはなじみがあり、それほどの違和感はないはずだ。スイッチを入れてみると、この一年半の間にソフトが変更になっており、見たことのない画面が出てきた。それでも画面の誘導に従ってクリックしていくと、何とか先に進めることもわかってきた。

ところが、しばしば機械がどうにも動かなくなることが起こる。仕方なく、どうすればいいのか、石井さんの世話係に任命されている女性に聞こうとするが、これがまた大仕事。

わからないことを、どのように表現するのかが、まず第一の関門。「ここのところが。すいません」と石井さんは言うのだが、そう言われたほうも何のことかわからない。「保存するんですか？」「何という文字を書きたかったのですか？」などといろいろ質問してくれるが、石井さんも矢継ぎ早に言われると、最初の質問の意味を理解できずに考えているうちに次の質問が来るので、困ってしまう。いい加減なところで「はい」などと言ってしまうと、後はもう混乱あるのみ。

うまく質問内容が伝わって、どうすればよいか教えてもらえることができ、その場面は処理できたとしても、耳から聞いた情報をなかなか覚えていられずに教えてもらった内容を忘れてしまったり、時には何を言われているのか理解できないこともある。

一ヵ月もたつうちに、先生役の女性もだんだん石井さんとのやり取りに慣れてきて、指示や教える内容は、石井さんの用意したノートにフローチャートのような図で書き込むことにした。また簡単にパソコンを立ち上げたり、終了できるようにパソコンのソフトに工夫したりしたおかげで、なんとか石井さんのパソコン練習も軌道に乗ってきた。

石井さんの出勤後の第一の感想は、ひどく疲れることだった。人と少し会話をしただけでとても緊張するし、緊張すればますます言葉に詰まってしまう。相手の人は石井さん以上に当惑して「また後でゆっくり話しましょう」などとその場を逃れようとしたりする。石井さんが言葉を言えなくてもがいているのを、見ていられないのかもしれない。

しかし、おおよそ二ヵ月も過ぎると、石井さんも周りの人もかなり慣れて、お互いにどぎまぎすることが減ってきたようだ。すると不思議に毎日の疲労感も減り、周囲の人から「顔付きが生きして、締まった顔になってきた」などと言われるようにもなってきた。

会社へ復帰してから二ヵ月たって初めてもらった仕事は、会社に来るたくさんの郵便の分類と、新しいタイムカードの準備の仕事だった。郵便は、部署の名前が漢字で書いてあるものが多く、これならスムーズに分類用の箱に入れることができる。ただし、部署名がきちんと書いてないものや、ローマ字でプロジェクトの名前が書いてあり、どこに配達すべきかわからないものなどもある。これらわからないものはほかの人に任せるという取り決めにした。大量の郵便物を各部署まで運ぶのは、麻痺の強い石井さんにはまだ難しい。

タイムカードの準備では、左手でうまく氏名のハンコを押すことにポイントがある。時々ハンコが曲がってしまったり、カードを汚したりという失敗もあったが、これなら何とかやっていけそうだという手応えを感じた。

「職場」よりも「職業」を

働き盛りの年齢で失語症になった人にとって、職業を再び持ち、社会の中に自分の位置付けを見い出せるかどうかは、その後の人生の質だけでなく、機能回復の良し悪しにも大きな影響を与える。

ここで少し言葉を整理しておきたい。元の職場に限らずとにかく何らかの職業を持てるようになる「職業復帰」と、元の職場に戻る「職場復帰」とでは、現実には多くの違った側面があろう。ここでは「職業復帰」における問題点について考えてみたい。

失語症者が職業を再び得る上で、最大の困難が言葉の障害にあることは否めない。言葉の介在なしに、人と人とがつながって組織を作り、そして運営していくことがはたしてできるのであろうか。家庭、地域社会、行政、学校、会社などの身近な組織を考えてみても、言葉を介さないでつながりを持てる部分はとても小さい。ましてや職業となると、言葉を介さずともやっていける部分はきわめて小さくなってしまう。

そこで何らかの職業に戻れるかどうかを考える上での最大のポイントは、その職業に要求される言語能力や知的な判断能力と現在の能力との間に、どの程度のギャップがあるのかということであろう。その意味で、失語症状と職種の関係は重大である。言語能力が低くても、麻痺などによる運動機能や認知能力に支障がなければ、簡単な作業をする職業やあるいは彫刻家や画家といった創造的な職業はできるかもしれない。一方、失語症がきわめて軽度であっても、高い言語的能力を求められる教師や医師、弁護士などの場合は、病前と同じ活動ができるかどうかは疑問である。

失語症者が職業復帰するにあたって、失語症者と職場の人々の双方が、障害の内容を正しく分析し、できることとできないことの見極めをきちんとつけることが大切である。その点では運動機能にだけ障害がある場合と同じだが、失語症の障害は複雑で理解しにくいため、職場に対する専門的な指導が不可欠であろう。

また、失語症はそれぞれの症例で失語症の程度や症状が異なり、また合併している身体の麻痺の程度も違うため、職業復帰のための対策も一様ではない。

さらに、失語症者自身も、病前の職業にこだわることなく、自らの能力を客観的に評価し、残っている機能や才能を駆使して、新しい職業に立ち向かう意欲を持つことが必要であろう。しかし、病前のような社会活動ができないという現実を心に受け入れるには、誰しも心の中に高いバリアが存在している。そのバリアを失語症者が越えるためには、周囲の支えが欠かせない。

一方、元の職場への復帰という視点で考えるならば、失語症者の病前の職場での立場、すなわち年齢、勤続年数、地位や役割、そして会社の規模や障害者の受け入れに対する考え方など、受け入れ側の事情の関与がきわめて大きいといえよう。

石井さんの場合、本人とその家族の強い職場復帰への希望と共に、リハビリテーション・スタッフ側からの再三にわたる情報提供や職場復帰への協力依頼に、会社の人事部が真摯《しんし》に応えてくれたことが復帰の成功へとつながったようだ。

仕事も家庭生活も軌道に乗って～発病から三年

脳梗塞、そして失語症になったその日から、石井さんの人生は、それまでの人生とは様相を異にしてしまったといってもよい。その意味で発病の日は新しい人生のスタートの日、言い換えれば、第二の誕生日であった。石井さんは、失語症になってから満三年のその日を、どのような様子で迎えたのであろうか。

新しい人生で満三歳の誕生日を迎えた石井さんは、会社の総務課に復職してからすでに一年半近くになっている。復職して日が浅い頃は、人と少し話をするだけでも緊張し、またたくさんの失敗をして、その日その日が戦いそのものだった。しかしこの頃には、仕事も決まったことならさほど苦労しないで処理できるようになったし、通勤にも慣れて多少の混雑の中でも行動できるようになった。一足ごとにこわごわ歩いていた頃とは身のこなしが違う。

石井さんはもともとが話好きであったことが幸いしたのか、言い誤ったり言いよどんだりしても、かまわずに何しろよく話をするようになった。うまく言えないときはメモ用紙を取り出して、図を描いたり、漢字単語を書いたり、とにかく伝えたい内容を相手にわからせようとする。

一方、文章の音読能力も上達し、言いなおしやよどみはあるけれども、一週間かけて練習すれば新聞のコラムをかなりスムーズに読めるようにまでなってきた。文字を見てそれに対応する音韻を頭の中に思い浮かべること、さらにその意味を素早く把握すること、構音することなど、いずれのプロセスにも改善が顕著であった。けれども、音読ではやはり仮名部分が難しいようで、その部分の意味が把握できないと、間違ったところで区切ってしまったり、仮名を途中で読み飛ばしたり、違う音や単語に置き換えて読むことがある。石井さんによると、一回読んだだけでは心許ないが、何回も文章を読みなおすうちにだんだんと意味が浮かび上がってきて、全体像がつかめてくるのだという。

書く能力もかなり改善し、二〜三時間もかかるようだが、簡単な作文ができるようになってきた。ここで、石井さんが会社の元の同僚に書いた手紙の一部を紹介する。

手紙を有難うございました。僕は、脳梗塞で三年も過ぎています。毎日会社へ行っています。最初は、へっちゃらと、半年もたてば、元どおり、会社に行く、仕事を、と思いました。しかし言葉がぜんぜんできない。それからは、勉強とで、なかいなかい（長いの誤り――著者）。迷路のような物です。

左の脳の状態を、右の脳で補っている。大変だった。（中略）

しかし負けません。これではもうしわけない。勉強して、そうして、またできるよう、頑張っています。

この手紙には、発病初期には言葉の障害など半年もすれば回復して元のようになり、普通に会社に復帰できると思っていたこと、しかし、失語症の回復はそんな生やさしいものではなかったこと、左の脳は大部分が脳梗塞で失われているので、残っている右の脳に回復を期待していること、このままの状態で勤務することを申し訳なく思っていること、でもこの苦しさに負けないで、頑張って回復できるようにしたいことなど、多くの石井さんの思いが、言葉は充分ではないが凝縮して書かれている。

この手紙をもらった友人は、発症当時の石井さんの状況を知っているので、このような文章が書けるほどに回復したことに驚き、この手紙のコピーに次のような文を添えて当時の同僚たちに送った。

石井さんからの手紙です。勇気と感動を与えてくれる、彼の思いが良くわかる文と思い皆様にお送りします。辞書を引きながら左手でまとめた文章とのことです。彼の回復を強く感じます。

石井さんはこの頃にも、働くかたわら週に半日の休暇を許され、言語訓練に通って来ている。STは、石井さんの回復への熱意にできるだけ応えようと努力する一方で、石井さんの経過から多くのことを学んできた。左大脳半球を広範囲に損傷された若い失語症者がどこまで回復しうるのか、このような人が職業に復帰したとき、何が問題として残り、どのようなことは克服しうるのかなど、石井さんの事例から貴重な示唆を得ている。

石井さんの言語訓練は、家でやってきた自習課題をチェックすることを中心とし、四コマ漫画のストーリーを書く、長い文章の音読、テープに録音した文章の書き取り課題など、まとまった内容の表現、音読、聞き取りといったレベルの高いものになっている。会社から帰ってから毎夜遅くまで勉強し、また土曜や日曜にもたっぷり時間を取ってこれらの課題に取り組む努力は並大抵のことではない。石井さんは言葉の回復そのものに、生きる手がかりを感じている様子であった。

しかし、ただやみくもに勉強しているわけではない。病院では、グループ訓練でたくさんの失語症者と話をし、訓練が終わると、外来で言語訓練を受けている失語症者で組織している「失語症友の会」の世話人としての仕事を友人たちとこなす。その帰りには何人かで連れ立って食事に行ったりもする。訓練に来る背広姿の石井さんは、発病して間もない失語症者たちの目標となる存在でもあった。言葉は少し不自由でも、元気に溌剌《はつらつ》としている姿に、みんなが勇気づけられる。そして、そうした失語症者の相談相手をすることが、また石井さんにとっても大切な生き甲斐になっていった。

職場での問題

では、この時点で石井さんは、職場でどのような問題を抱えているのであろうか。

石井さんは職場復帰したときと同じ総務課で、郵便の仕分けやタイムカードの作成に加えて、郵便物を台車に載せて片手で押しながら、各部署に配って歩く仕事も始めた。最初は部署名の読み違いなどもあって、違ったところに郵便物を届けてしまう失敗が時にはあったが、それもほとんどなくなってきた。

ただし、宛名の書き方がいい加減だったり、転勤などで転出先がわからないなどの変則的な事態が起こると、処理が簡単にはできない。新しい名簿を調べたり、問い合わせをしなければならないが、電話での問い合わせはうまくできないので、自分でその部署へ出向いて確認したり正しい宛先を教えてもらう。

特に、「第一営業部、第三課に移られました」などと口頭で教えられると正確には聞き取れないおそれがある。こういうときは「すいません、ちょっと書いてください」と頼まざるをえない。相手の人は、左手で書きにくいから書くことを頼んだのだろうぐらいに考え、まさか聞いて理解できないとは思わないようである。

この仕事のほかに、簡単な文書をワープロで作ったり、公休日や休暇などの職員の勤務状況をデータ管理したりする仕事も少しずつ覚え始めている。しかし、新しいことを覚えるのは並大抵なことではなく、職場の後輩から繰り返し教わる必要があるし、また教わった指示を充分には理解できなくて誤った操作をし、混乱してしまうことも時にある。特に、予期せぬ突発的なことが起きたときは、頭の中が白くなったようになって、考えがまとまらなくなってしまうという。

このような状況の中で、石井さんは職場の人たちとどのような関わり方をして過ごしているのだろうか。職場の上司や同僚は、石井さんの失語症という障害がどのようなものなのか、復帰の際に病院のスタッフから説明を受け、その対処の方法についても一通りは理解したつもりだった。しかし、実際に仕事を頼んだり会話をしたりして付き合うようになると、戸惑うことが少なくなかったようだ。言葉の障害のほかに、どこまでこの人は思考能力があるのか、判断力はあるのか、新しいことが覚えられるのかといった、石井さんの思考力についての本当のところを、周りの人たちはなかなか把握できなかったらしい。

言葉を介さない思考という点では、石井さんは実に冴えていて、周囲の人の気持ちの動きに素早く気付き、ちょっとした慰めの言葉を送ったり、コピー機の周りを整理して誰もが使いやすいように整えたり、さりげなく文房具を補充しておいたりと、できる範囲で細やかな心遣いをしてくれる。

任された事務処理の能力や会社内での日常の振る舞いに特に問題はなく、知的な能力の低下があるとは思えない。しかし言葉を介して論理を詰めたり、人を説得する、新しい企画を考えて人に提示するといった、ビジネスの中で日々必要とされる言語活動が制限されているという意味では、知的活動にいささかの制限があるということがいえるのかもしれない。

復職して半年が過ぎる頃から、初めはぎこちなかった石井さんとの付き合いに周りの人々が慣れてきたためであろうか、言葉の不自由な石井さんがそこにいることが、ごく当たり前のような雰囲気が職場に出てきた。石井さんも、うまくは伝わらなくても、とにかくよく話をするし、周りも石井さんがわかってもわからなくても普通に会話に巻き込む。みんなが失語症に慣れてきたということができる。

けれどもこのような日々の中で、石井さん自身はどのような思いで毎日を過ごしているのかを聞いてみると、にこにこしながら過ごしている石井さんの、一見明るく見える表情からは想像もできないような答えが返ってきた。

「話がうまくできないことは、すごいですよ。会社にいて、何もかも、前とちがって、ぜんぜんちがうんですよ。みんな親切ですよ。すごく感謝しています。でもちがうんですよね。前の同期の人は、どんどんやっているでしょ。情けないっていうのかな……。やっぱりつらいですよ。心がパーっとしないのかな。まわりの人とも、なかなかこう通じないですから。でも、僕なんか、こうしてやっていて、話もするし、やっぱりありがたいですね。がんばります。」

石井さんのように、職場に理解があり、残された能力に見合った職務を選ぶことができ、しかも不足の部分は周囲で支援してくれるという恵まれた状況で職場復帰できる失語症者は、きわめて少数であろう。石井さんの失語症は決して軽くはなかったが、言葉の関わらない場面での状況判断力はきわめて高く、また感情の動揺なども表に表さず、自分ができないこととできることの判別もかなり鋭くできているなど、社会生活をおこなう上での基礎的な能力が保たれていたことが、職場で何とか適応できた大きな要因と考えられる。

職場へ戻ったけれども、不適応になって結局は長続きしなかった症例について分析してみると、失語症者が精神的に不安定だったり、周囲の人との人間関係でトラブルを起こしやすいなどの問題があったことがわかってくる。これには失語症者側の問題と周囲の人の側の問題の両方が含まれていることが推測される。失語症者は社会との関係をうまく持てず、追い詰められた状況に陥りやすい。このような不安定な心理状態では、よい人間関係を保っていくことは難しく、ましてや周囲の人に失語症の障害を充分に理解してもらえない場合、失語症者が社会の一員として活動するためにはとても厳しい状況が発生するであろう。

このような社会的孤立の中から、失語症者は何とか立ち上がって、自分を失うことなく生きていこうともがく。言葉で自分の苦しさをうまく人に伝えられないだけでなく、自分自身でも、心の中にある不安や迷い、つらさなどを言語化して整理できにくいところにさらに深い問題があるが、その心の葛藤を周囲の人が聞き取って言語化する手伝いをできれば、失語症者の孤独感や不安感はずいぶんと和らげられるであろう。

また失語症者が職場に戻ったことから、職場の人々の失語症についての理解が深まり、社会全体に失語症という障害を共有する基盤作りができる。そのことが一般の人にとっても、コミュニケーションの大切さ、あるいは人と人とのつながりの大切さについての多くの示唆を与えてくれるであろう。失語症者が職場で無事に過ごせるためには、みんなの少しずつの手助けが必要であり、そのことが、ふだん忘れがちな人間としての大切なものを育んでいってくれるように思えてならない。

家族たちのその後

では、石井さんの家族は、その後どのような暮らしを送っているのであろうか。

石井さんの言葉の障害に端を発して、家族の関係が病前とはすっかり変わってしまったことに、石井さん自身もまた奥さんも、さらには二人の小学生の子供たちも戸惑い、不安や混乱に陥ったこともあった。特に、病院を退院してからの二〜三ヵ月はもっともひどい時期だった。その後、石井さんの生活に広がりができ、また奥さんもほかの失語症者の家族との付き合いが深まる中で、ご主人の障害に対する気持ちが変化していったという。

ご主人が失語症であることはもう避けては通れない現実なのだから、嘆いたり、恐れたりしていないで、自分にできることは何でもして、夫や子供のために元気にやっていこうと奥さんが思えるようになったのは、石井さんが退院して半年もたった頃であろうか。奥さんがそう考えられるようになると、子供たちも自然に明るさを取り戻し、家庭の中にあったどんよりとした雰囲気が消えていったようだという。

石井さんの発症当時、小学校三年と一年だった子供たちも、それぞれ六年生と四年生となり、特に長男はすっかり身体も大きくなって、たくましくなった。お父さんが会社から帰ってからも夜遅くまで勉強しているのを見て、子供たちも机に向かうことが増えたという。

奥さんも石井さんの出社が安定してきたので、半日ほどのパートタイムの仕事を始めた。外に働きに出るようになって、ご主人の発病以来疲れが目立っていた表情にも活気が戻ってきた。ご主人との関係も、お互いにいたわり合う関係に戻ることができ、意思が充分には通じないことがあったとしても、なるべく「まあ、いいか」と考えるようにしているとのこと。

家族それぞれが立ち直り、新しい家族関係の中で活動できるようになるのに、かれこれ三年の歳月が必要だったのである。

生活に新しい彩りが

石井さんは、休みの日に勉強以外に何か自分で打ち込める趣味を持ちたいと考えて始めた写真が、すっかり面白くなってきた。「失語症の仲間との付き合いも大切だが、健康な人の仲間に入ることを目指しては」という周囲の人の勧めをきっかけに、思い切って町の写真愛好者の会に入会した。

石井さんも初めは気後れしていたが、たまたま近所の人が誘ってくれたので、おそるおそる仲間入りした。石井さんも緊張したが、失語症者に出会ったことのないほかの会員たちも最初は戸惑った様子で、右手の不自由な石井さんをやたら手伝おうとしたりする。

しかしこれも最初だけで、どうしても困ったときは石井さんからSOSが出るので、そのときにだけ手を貸すという暗黙のルールが自然にできていった。

月に一回、撮影会か作品を持ち寄る会合があり、その日は石井さんはわくわくしてしまうらしい。

ちょっとした散歩のときにも、出勤の途上にも、何かよい被写体はないか、ここを撮影するならどうするかなど、石井さんに考える楽しみができた。退院してから病院に外来で通い始めた頃は、歩くことに精一杯で周りのものなど何も目に入らなかったのに比べると、これは大きな違いである。この写真の仲間は、石井さんの真の社会復帰を支える重要な役割を担い、その後も長く付き合っていくことになる。

石井さんは、失語症者との交流を一つのステップとして社会との付き合いを始めたが、その先の目標である、一般の健康な人々の集まりへの仲間入りを、言葉をあまり用いないでもできる趣味の世界で果たすことに成功する。これは、失語症者にとっては、とても大きな壁を飛び越えた快挙である。

一般の人が失語症を理解してくれないと嘆いていても仕方がない。失語症者が社会の中に出ていかないで閉じ込もっていては、人々が失語症者に出会うこともない。世の中の人々に失語症という障害をまだ充分に理解してもらえていないのが実情だが、閉じ込もっている失語症者にもその責任の一端はあるのかもしれない。

社会で失語症をもっと理解してもらうために、「言葉は充分に話せなくても、街へ、職場へ出ていこう。上手に話ができなくてもいい。世の中の人々に失語症のことを知ってもらうだけでも、失語症者全体にとっては意義深い」と言って失語症者を励ますようにしている。このような励ましがきっかけとなって、重度の失語症が残っているにもかかわらず復職する決心をした失語症者が、少なくない。

「失語症者と共に暮らす社会」、言い換えれば「言葉のバリアを取り払った社会」の実現に向けて、失語症者もそのほかの人も、双方が努力をする必要があるのではないだろうか。

第三部

失語症者と共に生きる

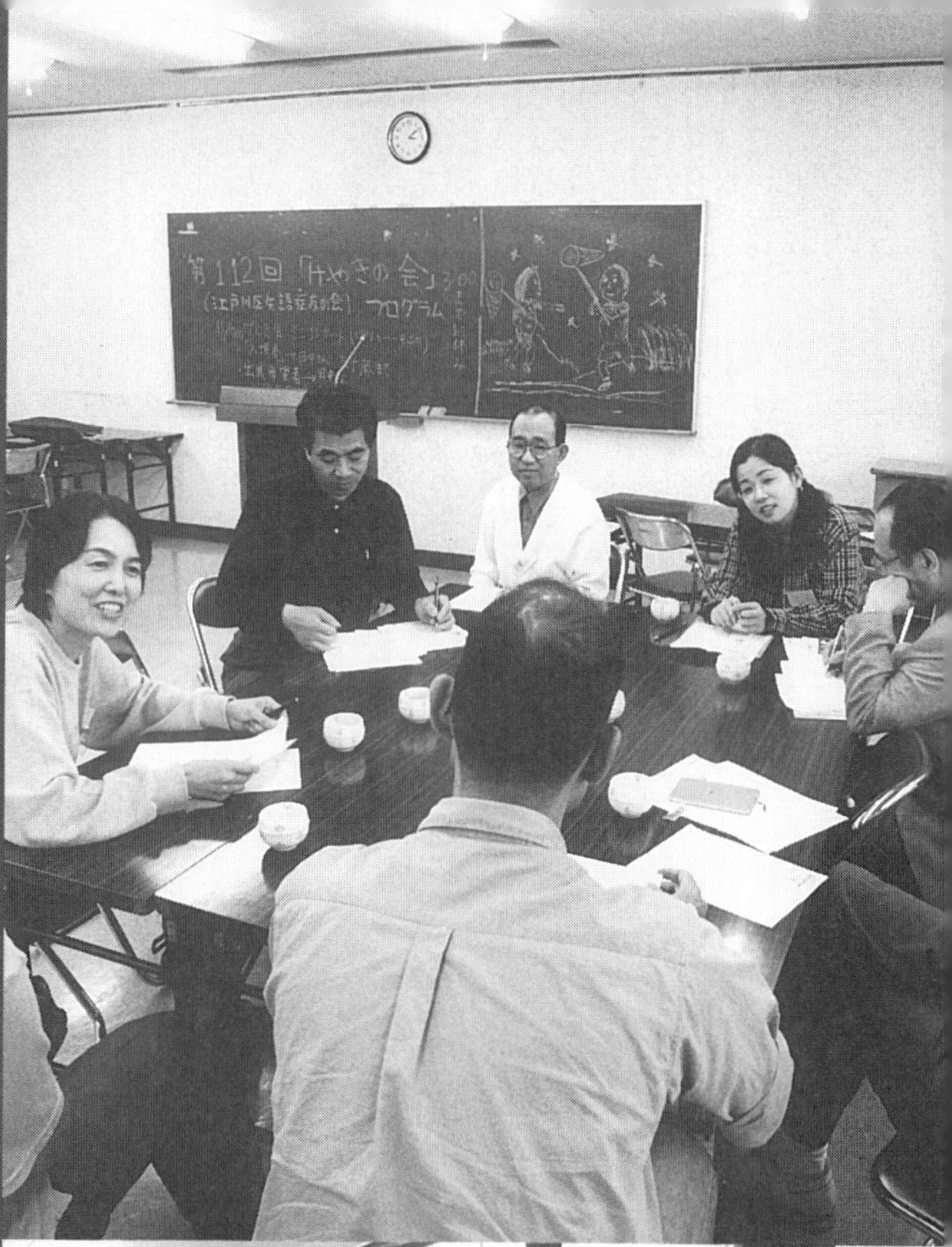

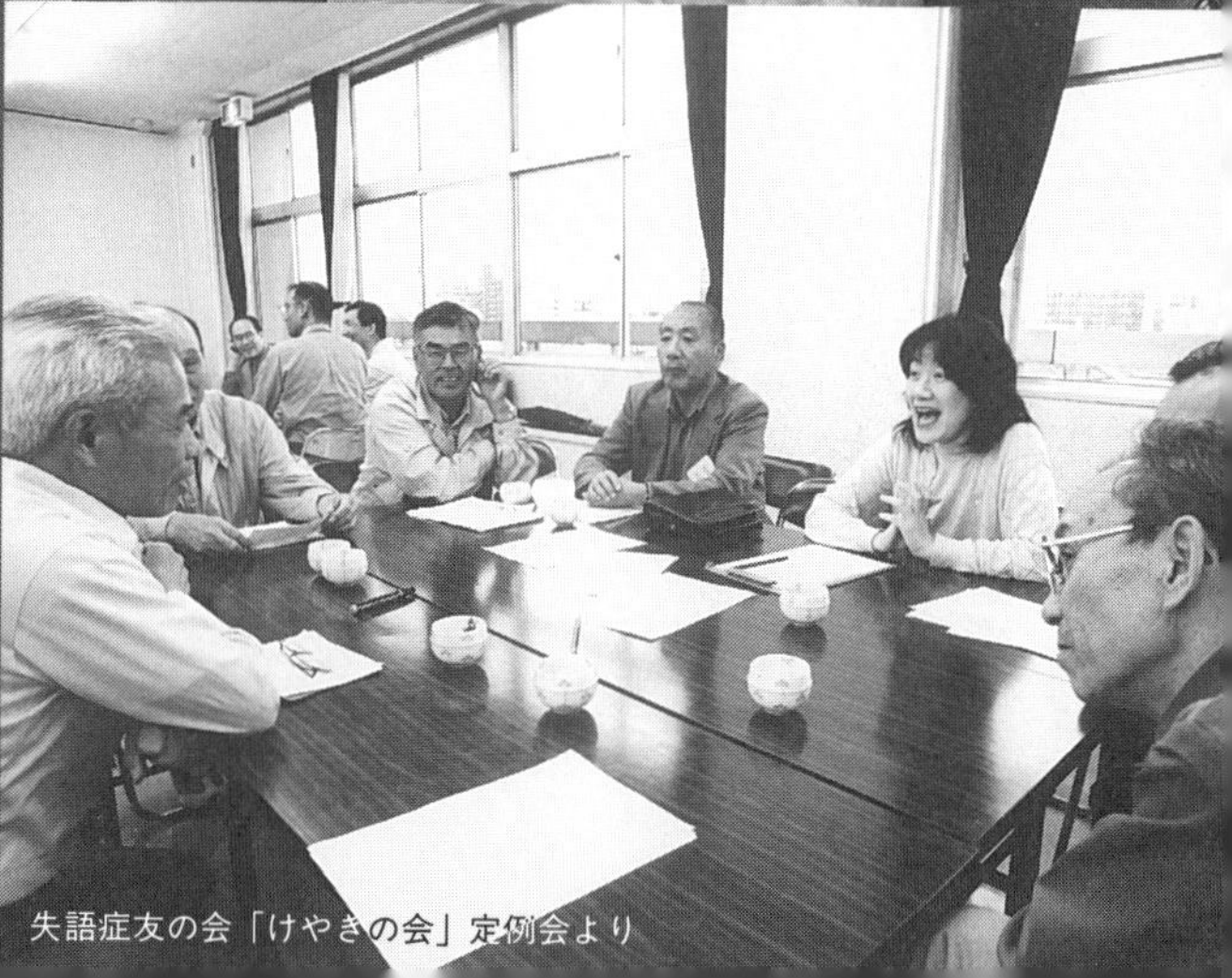

失語症友の会「けやきの会」定例会より

第七章　失語症者と社会の関わり

I　家族の人生

　ここまで一人の典型的な失語症者を中心にその歩みを記し、失語症者とその家族が、発症からどのような道のりを歩んでいくのかについて、その概略を紹介してきた。

　言葉を失うことが、単に失語症者のコミュニケーションの不便さということにとどまらず、言葉を介して結びあってきた家族や友人、そして社会とのつながりそのものに大きな損傷を与えることは、これまでにもたびたび述べてきた通りである。少しの意思の伝達障害が人と人との心のつながりをも切り裂いてしまいかねないことこそ、失語症に伴う困難の中でももっとも重大なことではないだろうか。

　多くの家族の方から、「家族の一人が言葉を失ったことで、そのほかの家族の人生もすべて変わってしまった」という言葉をよく聞く。特に夫婦の関係に注目して考えるならば、それまでに築いてきた夫婦の絆が、言葉を介したコミュニケーションを基盤にして作られていたことは確かであって、言葉が失われると、その関係の基盤もゆるぎかねない。愛情があれば言葉はいらないなどといわれているが、現実にはそのようなきれいごとでは済まない。お互いに不安であり、他愛もないことの意思の疎通がうまくいかないことに腹立ち、拒否、憎悪といった思いもかけない方向に心が走ってしまいかねない。

そのような家族の事例をいくつか紹介したい。

失語症を受容できない妻

ご主人が言葉をほとんどすべて失ってから、すでに五年が過ぎようとしているAさんの奥さんは、「主人が話ができないという現実をまともに見ることが怖くて、病院に行くのも嫌で、悪いとは思っても、足が遠退いた時期があった」と言う。

今までビジネスマンとしてエリートコースをまっしぐらに歩いてきた四八歳のAさんは、脳内出血によって右片麻痺《かたまひ》と中等度の失語症に苦しむことになった。しかし失語症になった本人以上に奥さんの心の傷が大きかった。それまで輝かしい存在であった夫が簡単な会話にも支障があるという現実を心に受け入れるのに、奥さんには二年以上の歳月が必要であった。この現実を、奥さんは周りの人の目から隠そうとする。そのために友人や親戚とも音信を絶つようにし、心理的に孤立し自分を追い詰めていくようになる。「自分がしっかりしなかったために、夫が病気になった」と親族や友人、会社から非難されていると思い込んでいた時期もあったらしい。そんな非難は誰もしていないし、会社の人や親族はAさんの症状をよく理解していたので、しっかり支え続ける奥さんへの評価は高かったというにもかかわらず、奥さんがこの深い孤独感から抜け出すのは容易なことではなかった。ご主人を尊敬し、一心にこころを向けてきたからこその苦しみであったのであろうか。

発症から二年たち、Aさんが何とか会社に出勤できるようになった頃から、奥さんは夫の発病以来手にすることもなかった趣味の絵画の道具を出してみるようになり、友人とも話をするゆとりが出てきた。奥さんの表情が明るくなるにつれてAさんにも「勢い」が感じられるようになった。家庭の中のどんよりしていた気分が晴れてきたようである。

別離の道を歩んだ若い夫婦

若い主婦が失語症になった場合、問題はきわめて難しくなることが多い。Bさんは、脳内出血のために右片麻痺と重度の失語症になった二六歳の主婦である。一歳の娘さんと夫、そして夫の両親との何不自由ない生活が混乱に陥ることになった。夫はBさんの障害を正視できないのか、病院への足も遠退きがちだったという。

Bさんの努力と、発症年齢が若かったことも幸いして、左大脳半球を広範に損傷されたとは思えないほどBさんは回復し、日常会話にはさほど困らないほどになった。

ところが、約一年間のリハビリテーション病院での訓練の後、家庭に戻ったものの、予想以上に毎日の生活は困難の連続であったらしい。夫との心の疎通がうまくいかない。また、一所懸命に家事をしようとしても失敗が多く、幼い子供との会話も思うようにできないため育児もまともにできる状態ではない。その負担は同居していた夫の両親にかかり、両親も疲れ果ててしまう。結局、退院後一年弱で、Bさんはいたたまれずに、婚家を去らなければならなくなってしまったのである。

この事例では、二六歳同士の若い夫婦が担うには失語症という障害はあまりにも重く、その重さに誰もが潰れてしまったのである。障害者にどうしてもっと優しくなれなかったのかと責めることは誰にでもできるが、当事者としてがんばり抜ける自信を持てる人が、どれほどいるというのだろうか。

絆を強めた若い夫婦

一方、若いお母さんが重度の失語症になったにもかかわらず、そのことを通じて逆に家族が強い絆で結ばれるようになった例もある。

Cさんが失語症になったのは三三歳のとき。お母さんが突然の病気によって、言葉を話せず、歩くこともできないという今まで考えもしなかった状況に陥ったことが、四歳と六歳の子供と会社員の夫に何をもたらしたかは想像にあまりある。

Cさんのご主人は、奥さんが話がほとんどできなかった頃のことを次のように書いている。

「妻が話したい、意思を伝えたいという思いで、目にいっぱい涙している顔をじっと見つめているとき、私もいちばんつらかった。そっちがつらいときは、こっちもつらいんだ。泣いている場合じゃないと叱りつけましたが、病院を出ると私も涙していることがたびたびでした。」

母親の役目、主婦の役目、妻の役目を果たす上で、不自由な手足と断片的な言葉しか話せないことが原因でたくさんの不都合なことが起こった。Cさんのご主人は、Cさんが命をとりとめてリハビリテーションを開始したとき、「後ろは振り返らない。元通りになるとは思えないけれども、今より少しだけでもよくなればよしとしよう。家族みんなでがんばろう」と決意し、その後、決して泣き言は言わないということを堅く守ってきた。

九カ月のリハビリテーション病院での生活から帰ってきたお母さんに幼い子供たちが以前のように甘えるようになるまでには、言葉の通じないことから違和感があったのか、さらに月日が必要であった。母親に子供が早くなじむようにと、ご主人はわざと会社から遅く帰ったりもしたという。小さな子供たちにとって、片言でしか話せないお母さんとの生活は不安であったに違いない。

奥さんの発症以来、ご主人は会社に申し出て、泊まりがけの出張を免除してもらっていたが、発症後二年近くたって初めて出張した夜、Cさんの不安が子供たちにも伝わったのか、深夜まで子供たちが泣き続けたこともあったという。

その後も毎日、会社から家に帰ったご主人には、Cさんと二人の子供からその日のトラブルの真相を聞き出し、それに対処するという大仕事が待っていた。子供にしてみれば、お母さんに怒られても何を怒られているのかわからないし、納得できない。

また、学校や幼稚園からの連絡事項などがあっても、Cさんの言葉の能力ではどうしようもないので、深夜にその対応をする羽目にもなる。Cさんは Cさんで、子供のことや家事のことなどで思うようにならないことについていろいろと相談もしたいので必死にご主人に話をするが、その意味は伝わらないことも少なくなかったらしい。

こうした中で、Cさんは毎日の猛勉強の結果、われわれの予想をはるかに上回る言葉の改善を示すようになった。

今では二人の子供もすでに高校生となり、ご主人も仕事や趣味に思い切り取り組めるようになった。

時にはご主人の仕事関係のお客さんを家庭に呼んでパーティーをすることもある。このとき、あらかじめご主人はCさんに言葉の障害のあることを、お客さんに告げておく。時には外国人のお客さんの場合もあるが、Cさんは何の抵抗もなくホーム・パーティーを楽しんでいる。

今でも、不自由な言葉では処理できないさまざまな問題が家庭内で起こるようだが、「わが家ではこれで普通なんだという雰囲気がある」と言う。そして「よくここまでがんばってこられた。妻は心の強い人だとあらためて感心させられる」と手記にご主人が書いている。

Cさん夫妻はそれぞれ人並みはずれた強い心の持ち主であったことは確かだが、それを適当な距離を保ちながら支え続けた両方の親族の暖かさや、子供たちの学校の友人の父兄たちの応援、近所の人たちの善意、そしてリハビリテーションを通じて知り合った仲間たちとの心のつながりなど、多くの支えの輪があったことも見逃せない。

若い主婦が失語症になったときには、他部門のリハビリテーション・スタッフと連携して主婦の役割を少しでも早く担えるように方向付けをし、若い夫婦の絆や親子の絆に断裂が起こることを回避することが望まれる。失語症者と同じように伴侶もつらいのだということを考えると、伴侶を支えるための長期的な援助が欠かせない。

失語症者同士が結ばれる

中には、失語症になったために家庭を失った失語症者同士が結ばれて結婚し、幸せに暮らしているケースもある。

Dさんは四二歳で右片麻痺と失語症になり、営業マンとして勤めてきた会社を退社し、三年後には妻にも去られ、アパートで一人暮らしするようになった。このときは、何を目標に生きていけばよいのかを見失っている様子で、リハビリテーション・スタッフもどのように励ましの声をかければよいのか言葉を見つけられないほどであった。

しかし、それまでにもたくさんの人生の困難を乗り越えてきたDさんが、そこでへこたれるわけはなかった。一人暮らしになって間もない頃、生まれて初めて左手で料理をして、「大変だよ。でもさ、けっこうおもしろいよ。ゆうべはイカと大根を煮たよ。うまかったよ」と話していたことがあった。その頃は体調も悪く、麻痺した右半身がこわばって少しの距離もなかなか歩けない。言葉の訓練の経過もあまりはかばかしくなく、中等度の感覚性の失語症が残ったままである。特に仮名文字は、訓練をやってもやっても覚えることができず、文章レベルの課題に入れないでいた。

それでも一人暮らしを始めて一年もたつうちには、自分でやるしかないからと自分にむち打って、寒いときも暑いときも必死で町の中を歩き回るようになると、歩行能力がだんだん改善してきた。

一人で役所へ行って交渉してきては、利用できる地域の福祉サービスを取り付けてきたりする。毎日、人と話がしたくて、同じ病気の仲間の集まる病院や保健所などに出かけていくうちに、Dさんの持ち前の明るい人懐こい人柄がだんだんとよみがえってきて、顔にも笑顔が出始める。

病気と戦う仲間たちとの活動の輪はだんだん広がっていった。そしてさらに三年ほどの月日がたつと、Dさんの笑顔がいっそう輝き始める。失語症の、これまた発病後に独り身になってしまったさわやかなご婦人と出会って結婚されたという。それと同時にDさんの言葉の回復が、急に上昇カーブを描き出したのには、われわれも驚いた。心が晴れやかなときに脳の機能が高いレベルで働くのは当然のことかもしれないが、失語症の回復を目指すには晴れやかな心の状態を作り出す必要があるという、重要だが難しい命題をあらためて教えられた。Dさんには、心が晴れやかになるには恋がいちばんといつものろけられてしまう。

これ以上の困難はないと思われる状態からも、このように自分自身を取り戻していくDさん夫婦の底力は、それまでの人生の中で培われてきたものであろう。失語症になってもろく崩れてしまう人と、何とか立ち直っていく人。こうしたさまざまな人間模様から、心して自分を鍛えて日々を送らねばと思うことしきりである。

支え合う初老の夫婦

少し年老いた夫が失語症になった場合には、また違う状況がある。六二歳のEさんの場合は、歩行ができないだけでなく、ほとんどすべて言葉を失ってしまい、何を聞いても「そうそう」としか答えられなくなった。しかし奥さんは、とにかく夫の命が助かってよかったという感謝の念でいっぱいだとのこと。「今まで主人ががんばってくれたからここまでこられたのだから、今度は私ががんばる。主人は好きで病気になったわけではなく、たまたま言葉を失い歩くこともできなくなったけれども、これも避けては通れなかった運命と考えています。訓練をして少しでも言葉が出れば、夫婦で喜び合います。言葉は少ししかなくても、主人の気持ちはだいたいわかりますし、私と一緒ならば、主人はいつも機嫌よくしていてくれます。夫婦で楽しくやっていこうと、二人で張り切って暮らしています。忙しかった若い頃と違って、お互いに気持ちが通じていて、毎日が充実しています」と奥さんは手記に書いている。

穏やかなEさんが家族にも仕事にも心を尽くしてきたその結果、その絆が奥さんにこのような心境をもたらしたのであろうか。言葉は通じないこともあるけれども、心は通じているという自信が奥さんには大きな支えになっているようである。

一〇代の若者が失語症になったとき

では、一〇代の若者が言葉を失ったとき、どのようなことが起こるのであろうか。

オートバイの事故やスポーツ中の事故による脳損傷だけでなく、くも膜下出血や脳梗塞などの病気のために言葉を失う一〇代の若者が、最近増えている。

一〇代の症例の場合、その後の人生が長いばかりでなく、社会人としての経験が浅く、社会復帰といってもむしろ社会への初めての船出であるケースが多いなど、熟年層の失語症者とは違う問題がある。また、人格や社会性などの面で成熟しないうちに脳損傷による精神機能の低下を負うことは、その後の歩みに決定的な影響を与えかねない。

F君がオートバイ事故で言葉を失ったのは、高校二年生のときで、一年半に及ぶ病院での集中的リハビリテーション訓練の後も、軽い右の手足の麻痺と重度の失語症が残った。やっと短い言葉で簡単な会話ができる程度にまで回復し、自宅に帰ったものの、高校へ戻れる状態ではなく、やむなく退学。そのまま家に閉じこもりがちで、不機嫌で投げやりな日々が続く。

両親は、友だちと付き合うこともなく寂しそうにしている息子を見て不憫《ふびん》でならず、自分たちが生きている間はそっとしておいてやりたいと考えたらしい。両親は幼子に接するようにF君に接し、わがままを何でも受け入れてしまう。F君は何かと親に反抗し、大声を出して怒ったりもする。その後、両親と兄の家族でやっているリンゴ農園を少し手伝うようになるが、話をすることもあまりなく、楽しそうに笑うこともない。

ところが二〇歳になってから、周囲の勧めで身体障害者のための職業訓練校に入校し、一年間親元を離れることにした。ここで、自分よりも身体は不自由だが元気な若者たちにたくさん出会うことで、おおいに刺激を受けたようだ。訓練校を卒業後、郷里に帰り、近くのガソリンスタンドで働くようになると、家の中にこもっていたときとは見違えるほど元気になり、手足の不自由もあまり気にせずにきびきびと働くようになった。また、町の障害者の仲間の活動にもよく顔を出し、休みの日もけっこう忙しそうにしている。失語症状にも改善が見られるようになり、閉じこもっていたときにはとうてい見られなかった行動の活発さは、脳機能全体の改善を推察させる。

このF君に見られるように、若い症例の場合、家庭に閉じこもらせることなく、比較的早期に何らかの社会的な組織の中に組み入れて、仲間と共に暮らしていく場を確保することが、その後の生活の質を高めるためにも、また言語機能を高めるためにも、もっとも大切なことだと考えられる。F君も、いくらきちんとしたリハビリテーション訓練を受けても、また、両親の懐に暖かく包み込まれていても満たされることのなかったうつろな心を、仲間に出会い、共に生きることで解消することができるようになったようだ。

同様に一〇代で発症した失語症者の経過を一〇年以上追ってみると、障害の程度と、その後生き暮らせているかどうかとは必ずしも相関しないことがわかってくる。例えば、作業所や職場に属している失語症者と、自営業の手伝いを含め自宅に閉じこもることの多い失語症者を比べると、障害の程度に関係なく、社会の中で日々を過ごしている前者のほうがはるかに元気に暮らしており、言葉の能力や人間としての社会的成熟度に大きな伸びがあるようだ。心も未成熟な若者の場合、発症後しばらくは子供に返ったような行動が見られ、幼児と母親のような親子関係が復活しがちである。そしてその関係が長引き、親に反抗したり、わがままを言い張ったりする状況がその後も続き、親も年老いると、事情は深刻化する。

このような事態を避けるためには、発症後比較的早期に若い失語症者を社会に送り出せるように、親と周囲の関係者が緊密な協力体制を組んで行動することが大切であると思われる。社会とのつながりなくしては人は成長できないということを、このことから学ぶことができる。若い失語症者にとって、家族や周囲の人々の支えのもとに社会へ船出することが、何よりも効果的な回復への近道であることは間違いない。

一方、第一部の第三章で述べたように、一〇代や二〇代で発症した失語症はきわめて大きな改善が見込まれる。このため、集団の中で社会生活を送れるようにすることと、言語訓練を長期にわたり継続することの両方が大切になってくる。住んでいる町の中で普通の暮らしを送りながら、しかも必要なだけの言語訓練が受けられるような社会整備の充実が強く望まれる。

このように、家族の一人が失語症になると、家族の中にいろいろな葛藤が生じ、言葉を介してつながってきた家族の関係が根底から揺さぶられることは避けて通れないことである。家族全体がそこをどのように乗り越えられるかが、言葉の機能訓練以上に重要な場合が多く、そのためにどのような援助を提供できるかがリハビリテーションの遂行上のキー・ポイントとなってくる。失語症者が障害を乗り越えていく道のりと同様に、家族もまた障害を乗り越えるための長い道のりを歩んでいかなければならないのである。しかし、この道のりはそれぞれの人がそれまでに生きてきた人生の延長線上にあり、それぞれの個人の生き様そのものに関わることでもあり、安易な慰めや指導が役に立つとも思われない。

失語症者の各家庭で事情は異なるものの、病気になる前の家族の絆の強さが、その後の困難を乗り切れるかどうかを左右していることは、ほとんど間違いない。

たとえ言葉を失っても、崩れることなく再建できるような家族の絆を、私たちはふだんから築いているだろうか。私ごとに立ち返ってみれば、それだけの家族の絆を築けているのか、自信はとうていない。これは人ごとではなく、自分自身にとっても大きな課題である。

2　社会と関わる失語症者

失語症を持ちながらも、その一員として社会に復帰することがリハビリテーションの最大の目標であることはいうまでもない。障害者を職場に迎え入れようという機運は、社会の中に確実に高まってきてはいるものの、失語症者の場合、運動機能の障害だけを持つ人とは異なる困難が存在することはこれまでに述べた通りである。

失語症に悩みながらも、浮き沈みを乗り越えて職業に復帰し、それなりの役割を担い、まずまず満足感を持てるようになった例をいくつか紹介してみたい。これらの失語症者の職業復帰へ至るプロセスの中から、活用できる対策のヒントを見つけ出してほしい。

「できること」を探して

G君が、オートバイ事故によって言葉に障害を受けるようになったのは一九歳のとき。それまでは、高校を出てから左官屋の見習いとして働いていた。二週間近い意識障害の後、軽い右の手足の麻痺と、軽度感覚性失語症、そして軽い注意力の障害が残った。失語症が重くはないため日常の会話にはさほど障害はないものの、聞いて理解する能力がいささか怪しく、特に数字の聞き取りは難しい。脳外科の病院を退院した後、外来で約半年、言語訓練と手足のリハビリテーション訓練を受けたが、この間も活気がなく、病院に来ない日は布団に潜り込んでテレビを見てばかりいたという。いらいらして家族に当たり散らすことも度々あり、先の見えない日々であったのであろう。

その後、リハビリテーション・スタッフの勧めで身体障害者のための職業訓練校に一年間入校し、身体の不自由な多くの仲間と寮生活を送ることにした。「塗装科」という科に入り、授業を受けたり実習をおこなったりしたが、正直なところ授業はよくわからず、必ずしも優等生とはいかなかったようだ。しかし実習になると、生来の几帳面でまじめな性格からしっかりと作業に取り組み、その甲斐あって手足の不自由もあまり気にならなくなった。仲間と話をしたり、助け合ったり、遊んだりするうちに、家にいたときに見られたいらつきも減り、「元気」が出てきたようだ。

晴れて卒業すると、訓練校からの推薦で、ある大手のホテルに就職した。明るい色の背広姿で病院にそのことを報告に来たときは、一瞬誰かと見まちがうほど表情が変わって明るくなっていた。ホテルでは、厨房《ちゅうぼう》の洗い場の係をしているという。この職場では、積極的に障害者の雇用を進めており、言葉や身体の不自由についても充分に理解されている様子だった。

G君の事例は、雇用者の理解さえあれば、言葉の能力の関与が少ない職種で就労が可能になることを教えてくれる。

地域社会に仲間を求めて

三〇歳で脳梗塞になったHさんは、高校卒業以来大手機械メーカーで技術者として働いてきたが、右片麻痺になると共に、言葉をまったく話せない状態に陥ってしまった。

発病から八ヵ月ほど、リハビリテーションを受ける機会にも恵まれずに家にこもる毎日が続いた。言語訓練を始めた頃、顔に表情がまったくなく、若者とは思えないほど活気がない。重度の構音失行を伴う運動性失語症と診断され、構音失行に対する訓練が、書字などそのほかの失語症訓練と共に強力におこなわれた。

その後、Hさんは実に熱心に訓練に取り組み、会話ができるようになるにつれて、笑顔を見せたり冗談に応じたりするようになってきた。半年にわたる訓練で、発語能力は大きく改善し、たどたどしい話し方ながら文章レベルで話をし、また簡単な文章の読み書きもできるようになった。歩行は自由にできるが、右手は麻痺が強く実用性がない。

この時点でHさんの状況を会社に伝えたところ、職場では復帰できそうな仕事を作業工程の中から探すとのこと。発症して一年半後に、Hさんは部品の検査の工程に配置転換となり復職した。その後、一〇年にわたってこの仕事を続け、会社では特に問題なく過ごしていた。

しかし、「このままの会社での生活はつまらない。何か違う生き方を」と願って退職することとなる。会社では、仕事はできても人と話もあまりできないから、面白いことは何もなかったというのがHさんの言い分である。職場に戻れて、めでたしめでたしとはいかないところに、失語症者の抱える問題の深さを見ることができる。

そんなHさんから、ある日突然、「卵送ったから、食べてくれる？　色がついてるんだよ」と、われわれのところへ電話がかかってきた。唐突な話でよく理解できず、詳しく聞いてみると、会社をやめた後、農業をする町の若い仲間と共同で養鶏業を始めたこと、餌を工夫して殻に色がついた珍しい卵の生産に成功したので贈答用などに売り出し始めたことなどがわかった。青年団の仲間たちと町おこし事業として始めた仕事で、仲間の中で過ごすことがとても楽しいという。地域のいろいろな行事にも主体的に参加するようになって、「けっこう忙しいし、よく話もするよ」と声が明るい。

失語症者が職業を得られたとしても、コミュニケーションを取りにくいために、職場での人とのつながりは希薄になりがちである。また復職しても、病前と同じ職務につくことは難しいので、仕事の内容はどうしても補助的あるいは部分的なものになることが多い。このため、新しい仕事の内容そのものに生き甲斐を見い出せるようにはなりにくい傾向がある。Hさんは、復帰した職場でやはり孤独な思いを払拭できなかったのかもしれない。

若いHさんを支えたのは、むしろ地域社会であった。

失語症になって画家に転身

Iさんは四三歳で重度失語症と右片麻痺になった主婦。いつもきらきらと何かを求めて人付き合いをし、勉強もしてきたIさんは、発症で精神的にも打ちのめされたようだった。二年近くに及ぶ闘病生活の中で、これこそ夢中になれるものとしてたどり着いたのは、左手で絵を描くことだった。

Ｉさんはそれまで、特に絵が上手だと思ったこともなく、長引いた病院生活の寂しさを紛らわせようと、拾ってきた石に左手を使って墨で目鼻を描いたのが絵を描くきっかけとなった。右手はまったく動かない。だらりと重くたれてしまう右手は、絵の具のふたを開ける手伝いさえできない。「そんなこと……できないよ」「だめよ」などと言いながらも、ご主人のインド旅行のおみやげの中にあった、曼陀羅《まんだら》という泥絵の具で仏像が描かれている宗教画の複製をやってみることにした。一カ月以上もかけて完成した曼陀羅の模写は、本人も周囲の人もびっくりするほどの出来栄えだった。絵を描けることに気付いたＩさんは、病気になってから感じたことのないような満足感を覚えたようだ。

ほんの暇潰しのつもりで始めた絵を描くことが、この後はＩさんの生活の中心となり、退院してからはすべてを忘れて絵を描くことに没頭する。五〇号、時にはそれ以上の大作に取り組み、個展を開いたり、画集を出版するまでになっていく。これはもう趣味の域を越えて、職業といってもいいのかもしれない。

失語症にならなければ、Ｉさんのこのような画家としての活躍はなかったのではないだろうか。何とかして残った能力を引き出し、生き生きと暮らさせてあげたいという家族の支えと、Ｉさんの努力がこのようなことを可能にしたのであろう。

バーコード・システムは失語症者の味方

Ｊさんは四七歳のとき、言葉の機能をすべて失う全失語となり、経営していたお店も失ってしまった。幸い右半身の麻痺はごく軽く、歩くことにもさして支障はない。病院へ外来で訪れる形で、二年に及ぶ真剣な言語訓練がおこなわれた。その後、言葉の意味理解障害はいくらか回復してきたが、表出能力の回復ははかばかしくない。「はい」「いや」「ちがう」「そお」など、簡単な相づちは打てるようになったが、そのほかは漢字単語がごくわずか書ける程度で、言葉の実用性はとても低い。けれども言語的情報の絡まないことでの判断は実に明快で、話はできないながら、しっかりとした印象を人に与える。

三人の子供は小学生から中学生とまだ小さく、生活のために何としても働く必要があった。知人の紹介でコンビニエンスストアに夜間勤務することになった。Jさんがほとんど話ができないことを理解した上での好意的な雇用であったが、働くほうも雇うほうも不安がなかったわけではない。

主な仕事は、夜間に入荷する商品の整理や、売れてしまった品物の発注である。ここで言葉の話せない、また書けないJさんを助けたのは、商品に貼ってあるバーコードを機械で読み取るシステムであった。このシステムは、失語症の障害があっても在庫管理ができる失語症者の強い味方である。世界的にも、多くの言語が飛び交うなか、言語の違いを超えたこのようなシステムは、障害のある人にもない人にも共通に使える有力なコミュニケーション手段であり、これからの失語症者の対策の上でもきっと役に立つ手段となろう。

その後、Jさんはこのコンビニエンスストアでなくてはならない存在となってきている。売り切れた商品がないように細かく気を配り、的確に商品の管理をした結果、その実績が認められ、自分自身でも仕事に誇りが持てるようになっている。

「いらっしゃいませ。ありがとうございました」と、発音は少し悪いながらも大きな声で言えるようになった。「働くのはいいね。ほんと」とJさんは、働けることがうれしくて仕方ないようだ。

かけがえのない社長を支えて

五一歳で重度の運動性失語症となったKさんは、地方の小都市の中心的なリーダーであり、また地場産業である焼き物の会社を経営し、関連する下請け業者を率いるなど、社会責任は大きかった。Kさんが話ができなくなって、企業人としてまた町のリーダーとして活動できないとなると、大きな問題があちこちに起こることになる。

そこで、話す能力は重く障害され、文字を書く能力も単語が少しだけという状況から、奥さんと会社の人の奮戦が始まった。聞いて理解する能力や文字を理解する能力にも多少怪しい部分があったが、Kさんが決定すべきことについては文字に書きながら説明し、回答もいくつかの例を示して、答えを指し示してもらおうというのである。質問するほうも、あれこれ言いたいKさんも大変にストレスの多い作業ではあったが、このクイズ問答式の指示を仰ぐ作業は延々と続けられた。Kさんの意向を無視してことが進んでも不思議はないはずなのに、周囲の人のKさんへの尊敬の念が、そうした努力へと駆り立てたのであろう。

「おめでとう」「がんばってください」などの決まり文句で言えそうな単語を駆使して会合で挨拶をしたり、ヨーロッパへの同業者の視察団の団長をしたりしながら、周囲からの支えによって、社長の責任をある程度は果たしていく。内面の苦しさをじっと堪えて、できることは何でもしようと

Kさんは前向きに日々を過ごす。
Kさんが会合で「軍歌」をうたったのを聞いて、Kさんを慕う人たちが「親父が歌をうたった」と泣き出したという話を聞くと、Kさんが病前どんなに周りの人たちに慕われていたのかが偲ばれる。失語症があっても、その人を何とか盛り立てていこうという周囲の支えさえあれば、かなりのことができるのだということをわれわれも教えられた、大変貴重なケースである。

失語症者と共に働く社会

「障害者と共に働く、優しい社会の実現」という言葉を私たちはよく口にするが、障害を理解することが難しく、どう援助すればよいのかがわからないことなどから、そうした現実に直面すると腰が引けがちである。ましてや失語症という障害は、何とも得体がしれなくてわかりづらい。

しかし、職場の人々は失語症者と共に過ごすうちに、体験を通して障害の構造が自然にわかってくるという。また失語症者と触れ合うことから、コミュニケーションの難しさ、言葉が人と人、人と社会の中で果たしている役割、脳の果たしている不思議な役割などについてあらためて気付き、学ぶところが大きいという。と同時に、車椅子が通れるように段差を解消するといった設備面の配慮だけでは失語症者の問題は片づかないということに人々は気付く。

何にもまして、失語症者を受け入れる職場の理解と協力が職業復帰には欠かせない。人を大切にすると日頃から言っている企業が、本当に親身に失語症者の問題に取り組んでくれるのだろうか。失語症者の社会復帰の問題を通して、企業の社員に対する姿勢や、失語症者が病前に築き上げてきた人間関係が露になるともいえよう。

重ねて強調したいことは、失語症者の職業復帰の成功・不成功は、障害の重さではなく、受け入れる側の考え方や事情に大きく依存するという点である。ここに登場した失語症者のそれぞれの職場では、本当に多くの方が支援してくださっている。

当然のことながら、失語症者も病前の職業にこだわらずに、残った能力を活用し、「できる仕事」を探して取り組む努力をすることが必要である。一方、失語症者の残存能力を見い出し、その能力を高めるための専門的な機関の設置が必要であろう。同時に、そのような失語症者を受け入れる職場を確保し指導するための社会のシステム作りも、今後の大きな課題となろう。わが国のこれまでの身体障害者の職業訓練施策は、脊髄損傷などで上下肢の運動機能に障害はあるが大脳の機能は障害されていない人を中心に展開されてきたように思われる。失語症者が、公立の身体障害者職業訓練校や訓練センターに入校する例はごくわずかである。また、受け入れた訓練校や職能判定をおこなう公的機関も、失語症を始めとする高次大脳機能障害に詳しい専門家がほとんどいないため、障害をどう評価し、どう対処したらよいのか、手探りの状況にあるようだ。そのための専門的スタッフの配置がなされ、職能の開発や職場への橋渡しや指導などをおこなう社会のシステムが確立されれば、職業復帰を諦めて社会的に世話を受ける側になってしまっている多くの失語症者が、再び働く場を得、税金を払う人（タックス・ペイヤー）へと立場を変えることが可能になると思われる。

働くべき年齢層の失語症者が当然のこととして職業を持ち、それなりの生きがいを見つけられる社会の実現に向けて、みんなでがんばらなければならない。

3　趣味に救われる失語症者

失語症者が苦しみの中で自分を見失いがちなとき、もう一度自分らしさを取り戻すために大きなよりどころとなるのは、言葉を用いないで楽しめる「趣味」である。

音楽が何よりの支え

五五歳の銀行員のLさんは、脳腫瘍のため失語症になったが、まだ簡単な会話にも不自由している段階で病院を退院し自宅に戻った。幸い足の麻痺はほとんどない。家に帰って真っ先にやりたかったのは、大好きなクラリネットが演奏できるかどうか試すことだった。手術後二ヵ月もたたない頃であり、言葉はうまく出てこないけれども、「しばらくリハビリテーションをやれば、そのうちに元に戻るのだろう」と楽観的に考えていたLさんにとっては、大好きなクラリネットが吹けるかどうかのほうが重大なことであったらしい。少し右手の指が不自由で細かい動きはしにくく、また息を吹くタイミングが少しずれるようで「よたよた」した感じはあるが、何とか吹けることを確認したときのLさんの喜びは大変なものだった。若い頃から銀行マンとしての仕事のかたわら、趣味で音楽活動を続けてきたLさんにとっては、言葉の障害も問題であったが、音楽活動ができるかどうかも同様に大問題である。

言語訓練が始まり、言葉の回復が思ったよりも簡単にはいかないことがわかると、仕事が続けられるかどうかだんだんと日を追うほどに不安が増していった。そんな不安にさいなまれるなか、ある日、Lさんは音楽仲間たちの集まりに思い切って出かけていった。初めは聞くだけで満足感に浸っていたが、少し時間がたつと自分も楽器を吹いてみたくなったようだ。テンポの遅いものから吹き始め、少しは仲間に加われる手応えを感じる。

この後、Lさんの活動は目が醒めたかのように活発になってくる。自分の障害をよく分析し、回復につながることには何でも取り組んでみようと意欲的になった。それに伴って、発症後、寝ぼけたような表情であったのが引き締まってきた。本人も、音楽をやっているときは、身体全体が生き生きしてくるのを実感できるという。

真剣に音楽の練習にも取り組み始めたLさんは、言語機能の回復も目覚ましく、言葉の障害を持ったことの不安から少しずつ抜け出していく。自分には音楽があり、右脳をフル回転させることが、脳機能全体を押し上げていくことなのだと確信できたようだ。

Lさんは幸い失語症状が大きく改善し、軽い構音失行症状は残ったものの、かなり複雑な文章を用いたコミュニケーションも可能となった。その後、職場に元職復帰し、多少の問題を抱えながらも仕事をこなしている。事務系管理職としての仕事のレベルが高く、ストレスも少なくないが、音楽活動の再開が何よりの息抜きであるという。言葉を用いないで打ち込める趣味を長年かけて積み上げてきたLさんのような人は、たとえ言葉に障害を持ったとしても、人間として崩れ落ちないで困難を乗り切ることができるのだと教えられる。

絵を描くときは心が和む

Mさんは五八歳で脳出血のためにきわめて重度の失語症になり、右手足の麻痺も重く、車椅子での生活を余儀なくされるようになった。自分で経営していた不動産関係の店もやめざるをえず、すべての生活に家族の手助けが必要となった。言葉の障害は重く、言語訓練をおこなったけれども、「おう、おう」とか「いいよ」などの限られた言葉が時に言えるだけにしかならなかった。文字を書くこともできず、また奥さんの話すことも部分的にしかわからない。

発病後、半年間のリハビリテーションを受け、車椅子で生活できるように自宅を改造した上で退院となった。

Mさんの自宅では、奥さんと長男夫妻と五歳と八歳の孫とのにぎやかな暮らしが待っているはずであった。しかしMさんが常時介護を必要とする状態になったことで、家族の生活も一変する。特に奥さんの生活は、それまでとはまったく変わってしまった。二四時間の気の抜けない介護は、並大抵のものではない。

自分では何もできないMさんは、ほとんど部屋にぼんやりと座って日を過ごすしかすべがない。そんななか、奥さんはMさんが絵を描くのが若い頃に好きだったのを思い出し、画用紙とクレヨンを用意した。

その当時、週に一回通っていた病院の言語訓練でも、重い失語症の患者さんたちと絵を描くグループ訓練を始めた。それまで左手で絵を描いたことがなかったので、戸惑いや「だめだよ」という諦め気分がMさんにもあったようだが、グループ訓練ではほかの患者さんにつられて熱心に描くようになる。最初は画集などから描きやすい絵を選び、それを模写する課題をおこなった。自分で想像して描いたり、写生して描いたりするよりは、模写から描き始めるほうがどうもスムーズのようである。

言語的な課題ではあまり成績のよくないMさんだが、いったん絵を描き始めると、鼻歌をうたいながら身体を揺すったりして、とてもご機嫌な表情になる。こうして、家でも絵を描いては、それを次の週に病院の仲間に見せるといったことを繰り返すうちに、絵が自然にたまっていった。

五年ほどたって、それらの絵を飾って家で小さな個展を開いたところ、七〇人もの近所の人たちが見に来てくれたという。家の中に閉じこもって介護にあたってきた奥さんにとっても、またMさんにとっても、これはとても大きな励ましとなった。「命を長らえることができたお祝いに、赤飯を炊いていっしょに祝っていただきました」と、そのときの様子を奥さんは手記に書いている。

このほか、写真に打ち込む人、陶芸をする人、民謡をうたう人、失語症は重度であっても囲碁は病前とあまり変わらずに打てる人、園芸を楽しむ人、旅行に生き甲斐を見い出す人など、たくさんの失語症者がそれぞれに自分らしい楽しみを見い出し、言葉の不自由による心の重荷から解放され、再び自分を輝かせることに成功している。言葉を介さない、いろいろな楽しみを日頃から積み重ねていることが、立ち直るための大きな支えになることがわかる。

4　仲間のために

失語症者になったときから、それまでの職場や個人的な友人との付き合い、地域社会における人と人とのつながり、時には親戚とのつながりまでもが、希薄になったり、途絶えがちになるという。家族もまた、人との付き合いに消極的になり、家庭に閉じこもる生活に陥りやすい。失語症者とその家族が不安と絶望を持ったまま家庭に閉じこもるこの現象を、リハビリテーション医の大田仁史氏は「孤独地獄に失語症者と家族が容易に陥る」と表現している。この「孤独地獄」から失語症者とその家族を引き出す有効な手段の一つが、「失語症友の会活動」である。

重度の閉じこもり現象に落ち込んだ失語症者にとっては、友の会に参加することが社会に出ていくための最初の小さな足がかりとなる。そこで同じ苦しみを持つ人に出会い、苦しみを共感し合い、分かち合えることで、心が休まり、あるいは少しばかり元気が出てくると多くの失語症者が言う。同じことが失語症者の家族にも当てはまる。

失語症者の家族は、最初は混乱してどうしてよいのか途方に暮れていることが多い。やがて多くの失語症者やその家族に出会うことで、混乱の渦からの出口を少しずつ見つけていく。いろいろな問題に直面し混乱していた失語症者や家族が、こうした活動を通じて支えられる側から支える側へと変化していくことも多い。

一方、職場へ復帰した失語症者にとっても、友の会活動は日常の緊張を忘れてほっとできる安らぎの場となる。また、ほかの失語症者に心配りをしたり、会合の企画や会報作り、ほかの友の会との連携事業への参加など、単なる楽しみに終わらず、能力を精一杯発揮する場でもある。

友の会活動は、失語症者とその家族にとって、社会へ出ていく前線基地でもあれば、待避所でもあり、また自己実現の場ともなる奥行きの深いものである。

この活動を通じて障害を乗り越え、そこに活躍の場と生き甲斐を見つけた人を紹介したい。

支えられる人から支える人へ

Nさんが脳出血で倒れ、右半身の麻痺と失語症との戦いを始めたのは、五七歳のときだった。意識が戻っても、Nさんは声は出せるが構音ができず、何か言いたくても言葉にはならない。

その後、リハビリテーションの専門病院に転院し、三ヵ月もたつ頃には、何とか杖をついてゆっくりとならば歩けるようになった。失語症も大きく改善し、人の話の理解や文字の読み書きにはほとんど不自由しなくなった。また、音がひずんだり、たどたどしい話し方ではあるが、文章を用いて話せるほどに話す能力も急速に改善した。言葉を理解したり、言葉を頭の中で思い出したり、文章を書くなどの失語症の症状はほとんど消えたようだ。Nさんの失語症状は脳内出血のため圧迫された言語中枢の機能不全であって、幸い言語野自体の損傷はほとんど免れていたわけである。ただし構音失行の障害は残り、言葉を言いよどんだり音が違ったりして、簡単な短い文章であってもなかなかスムーズには話せない。

リハビリテーション病院で四ヵ月訓練した結果、重症の麻痺が残ること、失語症の改善はよいが、言葉のたどたどしさは残るであろうことなどが主治医から告げられ、退院をして訓練に通ってくるようにとの話があった。この時点まで、リハビリテーションさえすれば病前の状態に近いレベルまで改善するのではないかと漠然と考えていたNさんと奥さんのショックは大きく、特にNさんはご飯も喉を通らないほどの落ち込みようであったという。

その後、リハビリテーション・スタッフの励ましを受けながら、バスや電車に乗れるようになりたいとか、大好きな山をせめて見るだけでもよいから旅行に行きたいなどの簡単に達成できそうな小さな目標と、実現はすぐには難しいかもしれないが将来に向けての大きな目標を立て、力一杯の努力が始まった。

話はしにくいが失語症そのものは軽いので、文章を書くことはかなり自由にできる。内面的な苦しみをひたすら日記風に文章に表現するうちに、自分の障害を客観的に捉え、周囲にいるたくさんの失語症の仲間たちに目が配れるようになっていった。自分よりもっと苦しく、孤独な思いに心が潰れそうになっている失語症者たちに一所懸命に話しかけたり、失語症友の会の世話人を引き受けて、仲間のために、自分にできることは何でもしようと活動を少しずつ始めた。

もともと世話好きでいつも幹事役を引き受けて徹底的に役目を果たすタイプのNさんが、本領を発揮するのにそう時間はかからなかった。自分の住む町に新たに「失語症友の会」を発足させ、行政や保健婦さんやボランティアの支援の輪を作り、新聞を発行し、定例会を開催し、介護教室まで開く活躍ぶりである。自宅はその事務局となり、Nさんは奥さんの手伝いのもと、毎夜遅くまで手紙を書いたり発送業務をしたりと、健康な人でもとても太刀打ちできないほどの働きぶりである。ひたすら仲間のために努力し、心配りをし、労をいとわないご主人の姿に、初めは「そんなにすることないのに」といささか批判めいた気持ちのあった奥さんも、いつしか熱心にその手伝いをするようになった。「病気から得た心の糧は計りしれない」とNさんご夫婦は話す。健康であったらわからなかった人と人との善意のつながりに感謝して、懸命に努力し輝いているNさんご夫婦は、周りの人に大きな力を与えている。

Nさん夫婦にとって、友の会活動を抜きにした人生はもはや考えられなくなっている。そして、多くの失語症者とその家族が、Nさんを中心に大きな輪を作り、心優しい楽しい活動を続けている。

失語症友の会

現在、日本全国で三〇〇を超える「失語症友の会」が活動している。活動は失語症者とその家族、それに少数のボランティアによる自主的なものである。病院を拠点とした一〇人程度の小さな会もあれば、一〇〇人近い会員を持ち、福祉施設などを活用しているところもある。

また、この失語症友の会活動は、県単位での連携から全国規模の大会へと大きな広がりを見せている。年一回持ち回りで開かれている失語症友の会の全国大会には、失語症者と家族たちが、全国各地から一〇〇〇人以上泊まりがけで集まってくる。その運営や経費集めは、各地の失語症友の会に任されているので、その苦労は並大抵のものではない。しかし、集まってくるおびただしい数の失語症者のそれぞれの顔が輝き、会場は何ともいえない熱気に包まれる。言葉はよく伝わらなくても、年に一度遠く離れた土地の失語症の友人に会うのは大変に楽しみであるのか、その日のために一年間がんばるという人も多い。閉じこもりがちな失語症者のエネルギーが爆発するような盛り上がりぶりである。

全国にいるNさんのようながんばりやさんの失語症者やボランティアの人々が、この会を支えているようだ。

失語症友の会活動は、失語症者とその家族、あるいは関係するリハビリテーション・スタッフだけのものではないことも特筆に値する。各地の失語症友の会は、各種の障害者団体とのつながりだけでなく、地域の商工会や婦人会・老人会などの健康な人々との交流を持っている。Nさんが世話をしている会では、地域のロータリークラブの会員やNさんの元の職場の同僚たちが、行事のときにボランティアで参加して支援している。失語症者に出会った健康な人々の多くが、失語症者たちの生き方から、言葉の大切さや人と人とのつながりの大切さを学ぶという。失語症友の会の活動は、失語症者とその家族が、自発的に組織し自分たちのために活動しているのだが、そこから生まれるものは、一般の健康な人々にもかけがえのないよい影響をもたらしていることは明らかである。

5　言葉のバリアフリー社会を目指して

ここまで、失語症の症状とリハビリテーションの経過、多くの失語症者とその家族が歩んできた道のりなどを紹介してきた。

その中で繰り返し述べてきたのは、失語症者が言葉を失ったために家族や社会との間に大きな障壁（バリア）を持つことを余儀なくされるようになったということである。このような困難を家族や社会の人々が分かち持ち、言葉の障害がある人と共に生きていける「言葉のバリアフリー社会」を実現することはできないものであろうか。言葉の障害があっても、人と人とが自然体で付き合っていける社会こそ、お互いを大切に思い、コミュニケーションの大切さを心にとめて生きていく社会なのではないだろうか。

そのためには、失語症者のバリアを低くするために社会全体がなすべきこと、あるいは家族や友人に限らず一般の人がそれぞれにできることは何かを考えてみなければならない。そのためにまず必要なことは、人々が失語症という障害を理解した上で失語症者と普通に付き合うことであり、二つ目は多くの人が失語症者とのコミュニケーションをはかる手法を会得することであろう。そして三つ目として、失語症者自身ががんばって社会の中に踏み出して活動することも重要であろう。また、失語症者の地域社会での活動拠点の確保や就労への支援など、社会全体で失語症者に対する支援システムを充実させていくこともちろん大切なことである。

以上のことを踏まえ、周囲の人々が失語症者とどのように付き合い、どのようにコミュニケーションを取ったらよいのか、「言葉のバリアフリー社会」実現の一助とするために、具体的な手法や注意事項を述べてみたい。

失語症者の尊厳を大切に

失語症者と接する際には、失語症者の尊厳を損なうことのない配慮がきわめて大切である。失語症者は、言葉そのものの意味は充分に理解できなくとも、相手の人の表情やちょっとした身振りなどから、「粗末にされた」「馬鹿にされた」などの気配を敏感に感じ取り、心が深く傷ついてしまいやすいからである。周りの人の不用意な言葉や態度が、その後の回復への意欲を砕くことがよくある。この点に留意して、病前にその人に接していたように、自然に接することが原則である。

無理に言葉を言わせようとしたり、「何々をしろ」「がんばれ」と叱咤激励したり、言葉の誤りをいちいち指摘することも、失語症者を苦しめるだけでよい結果を生まない。言葉は言い誤っていても、それはそれでよしとすることが大切である。

コミュニケーションは話し言葉に限らない

私たちは話し言葉でお互いの意思をやり取りすることが多いため、失語症の症状の中でも、「話せない」ということにとてもこだわる傾向がある。しかし大切なのは、失語症になったとしたら、残されたコミュニケーションのルートをすべて活用して意思を通じさせようとすることである。

意思を表現するには、文字や絵を書いてもよいし、ジェスチャーでもよい。また絵や文字がたくさん集められた言葉のリスト（コミュニケーション・ノート）の中から伝えたい言葉を探し出して指さしてもよい。

あるいは失語症者が答えやすいように質問を工夫して、「はい・いいえ」をジェスチャーで答えられるようにしたり、質問に対する簡単な答えを漢字でいくつか示し（仮名は理解が難しいことが多い）、選択を促す方法もよい。

どんな手段を用いてもよいから失語症者の意思を汲み取ろうとする心構えが周囲の人たちにあるかどうかが、失語症者のコミュニケーションの質を決めるといっても過言ではない。

コミュニケーションはゆっくりと

失語症者は、言いたい、あるいは書きたい言葉を頭の中で探すのに時間がかかる。また、聞いたり読んだりした言葉の意味を理解するのにも時間がかかる。したがって、失語症者が頭の中で言葉を探したり意味を考えている間に、相手が畳みかけるように次の話をしたり、答えを急がせたりすると、失語症者は混乱してしまう。

ゆっくりした口調で話しかけるだけでなく、失語症者の答えもゆっくりと待ってあげるようにしたい。この「待つ」ことは、周囲の人ができるようでなかなかできないことなので、よく注意してほしい。

理解の障害を補う工夫

＊短い文章で、文と文のあいだに間合いをとって話しかける。

耳が遠いのではないので、ただ大声で話しかければよいというわけではない。句や文章の終わりで区切って間合いを取る、大切な言葉のところは強調して話す、相手の目を見ながら話しかけるなど、会話の基本的なマナーが、失語症者との会話では特に大切となる。

＊話題を急に変えない。

失語症者は言葉の意味を理解するために、文章の中の言葉が全部しっかり理解できなくとも、周りの状況やそれまでの話の流れなどから意味を推察し、意味理解の障害を補っていることが多い。したがって、相手が急に話題を変えると、意味理解の障害を補っている「状況からの推察力」が役に立たず、理解力に支障が生じやすい。この点に留意し、話題を変えるということに対しては充分な注意を払うようにしてほしい。

＊文字を同時に示す。

聞いて理解することは、ほとんどの失語症者が苦手なので、失語症者に話しかけるときには、文字を同時に示すようにしたい。聴覚的理解の障害が重い感覚性失語症や混合型の失語症の場合には、特にこの配慮が大切である。この際に用いる文字は仮名ではなく、漢字を多く使うようにしたい。漢字は表意文字なので、見ただけで意味を把握しやすいからである。

たとえ軽い障害の失語症者であっても数字の理解は不確実なことが多いので、数字は書いて示すように心がけたい。このことは職業復帰に際して、特に大切なポイントとなってくる。

また家族との日常生活で、文字を併用したコミュニケーションを継続的におこなうためには、ノートを利用することをお勧めしたい。失語症者が文字を書ける場合は本人が、書けない場合は家族が書くようにする。日記のように日付を書き、その日の家族の中での会話の内容やできごとなどを書いておく。例えば家族が所用で出かけるときには、行く場所や帰宅時間を書いておけば、失語症者の不安は減る。また外出した場所や来客者の名前なども書いておくとよい。

このようなノートは、聞いて理解する能力の障害を補うだけでなく、失語症者が別の機会にこのノートに書いてある内容を指さして、話題のきっかけ作りに役立てることができるので、コミュニケーション・ノートとしても有用になるであろう。

＊再度意思を確認する。

失語症者は、相手の話の意味が充分に理解できなくても、つい「いいよ」などと生半可に返答してしまいがちである。大切な用件のときは、時間をおき、質問の仕方を変えるなどの工夫をした上で、失語症者の意思を再確認するようにしたい。

発話や書字の障害が重い場合の工夫例

＊漢字で書いた単語を指さす方法

聞いて理解する能力は低いが、漢字単語の意味なら少しは理解できるという場合、質問の言葉と回答の言葉を二ないし三語示して、回答を選んでもらう。例えば、

体調 ｛良好／普通／不良｝

苦しいこと ｛便秘／下痢／痛み／その他｝

欲しい物 ｛お茶／タオル／ひげ剃り｝

このような選択肢から答えを選ぶ方法には実用性に限界があるが、何かを自分から伝えることができたという満足感を生み出し、コミュニケーションは取れないと思い込んでいる失語者の「心のバリア」を崩すきっかけともなる。

＊絵ノートの利用

伝えたい内容を絵や写真で示せるようにページごとに貼り込んだ絵ノートを作り、その中から言いたいことを選んでもらうようにする。伝えたいことはそれぞれの失語症者によって大きく異なるので、家族の写真、好きな食べ物、趣味のことなど各人に合わせた絵ノートを用意しておきたい。

基本的な言葉を絵と文字で示した失語症者のための使いやすい絵ノートが開発され、市販されることも、大切な社会的援助であろう。

＊言葉を誘導する質問の仕方

自分からはほとんど話せないけれども、なんとか単語を復唱できる失語症者に対しては、「復唱で答えができる」質問をして、発話を引き出すようにする。例えば、

「頭は痛いですか？　いたい？」…………「いたい……じゃなくて」

「いたくない？」…………「いたくない」

「昨日はおふろにはいりました？　はいった？」…………「はいった」

「寒いですね。セーターを、着ます？」…………「きます」

「コーヒーを飲みます？　それとも牛乳？」…………「えーと、こーひー」


このように質問文の一部を復唱して答える方法は、語尾を少し上げれば質問文になる日本語の特徴を利用したものである。聞き手にも、また失語症者にも多少の訓練が必要であるが、うなずくか首を振ることでしか答えられなかった失語症者が、言葉で応答するための大きな手がかりを得ることになり、その後の発話の回復に役立つ。

失語症者もバリアを崩す努力を

＊文字カードや地図カードを使って街へ

失語症者も自らコミュニケーションを補う方法をもっと工夫し、勇気を持って社会に出ていく必要がある。例えば、タクシーに乗るときに行き先をうまく言えなくても困らないように、自宅や病院、会社や区役所などよく出かける場所の名称と住所や地図をカードに書いて持ち歩くようにする。万一気分が悪くなったときなどに家族に連絡を頼めるように、自分の名前や住所、家族の連絡先、かかりつけ病院などを書いたカードは、失語症者が社会へ出ていくための必携品である。怖がって出かけないよりは、このカードを持って自由に外出するほうが、どんなに楽しいであろうか。

＊メモ用紙と筆記用具を必携

聞いただけではわからないときには、相手に書いてもらえば理解できたり、自分は話せなくても、文字や地図などを書いて伝えることができる失語症者は多いはず。いつでも取り出して、すぐそこで書けるようなメモ用紙と筆記用具を持ち歩こう。

＊テープレコーダーの活用やファックスの利用

失語症者が社会の中で活動するようになると、会合や交渉ごとで相手の話が充分に理解できなかったり、聞いただけでは内容を忘れてしまうなどの失敗が問題になってくる。これを補うために、小さなテープレコーダーを常に持ち歩いて会話を録音し、聞きなおしたり、文字に書き起こしたりして内容を確認することをぜひお勧めしたい。電話にも録音装置をつけて相手の話を録音し、後から確認できるようにすれば、留守番中にかかってくる電話も怖くなくなるであろう。

また、家庭にもファックスが普及してきたので、会合の通知などの細かい情報はなるべくファックスでやり取りし、文字で情報を確認できるようにしたい。将来テレビ電話が普及すれば、失語症者が文字を書きながら、あるいはジェスチャーでコミュニケーションするなど、さらに言葉の障害のバリアが軽減される道が開けてくるに違いない。

ここまで「言葉のバリアフリー社会」の実現の一助として、失語症者とのコミュニケーションを円滑にするための具体的な工夫などを述べてきたが、失語症の障害の現れ方がそれぞれ異なっているため、失語症者との望ましい付き合い方やコミュニケーションの取り方も一様ではない。このためいずれの失語症者にも適用できるマニュアルはない。しかしながら言葉の障害はあっても、人と人とが向き合ってお互いに意思を通じ合いたいと真剣に思うならば、必ずやコミュニケーションは成立するものと考える。言葉を失ってもなお心を通じ合える、人と人との関係を大切にすることこそ、何よりも重要なのではなかろうか。

参考文献

〔第一章〕

・言葉について

市川　浩：精神としての身体。講談社学術文庫、東京、1992.

池上嘉彦：意味の世界。NHKブックス、東京、1978.

丸山圭三郎：言語と無意識。講談社現代新書、東京、1987.

・言葉と脳、失語症、言語訓練など

岩田　誠：脳とコミュニケーション。朝倉書店、東京、1987.

Hécaen, H. and Albert, M.: Human Neuropsychology. John Wiley & Sons, 1978.（安田一郎訳　神経心理学 上・下。青土社、東京、1983.）

柏木あさ子、柏木敏宏：失語症患者の仮名の訓練について－漢字を利用した試み－。音声言語医学19、193-202, 1978.

Kojima, T. and Kato, M.: Training program for oral reading of Kana using information processing of Kanji system.: 8th World Congress of The International Rehabilitation Medicine Association, 1997.

小嶋知幸、宇野　彰、加藤正弘：純粋失書例における仮名書字訓練－シングルケーススタディによる訓練法の比較。失語症研究11、172-179,1991.

小嶋知幸、宇野　彰、加藤正弘：Wernicke失語例における呼称訓練－刺激モダリティ選択の検討。失語症研究13、237-246,1993.

二木宏明：脳と心理学。朝倉書店、東京、1984.

大橋博司：失語症。中外医学社、東京、1967.

大橋博司：臨床脳病理学(復刻版)。創造出版、東京、1998.

宇野　彰：障害メカニズム別の呼称改善過程－phonological impairment－。祖父江逸郎ほか編　失語症の経過と予後。pp. 241-259, 医学教育出版社、東京、1987.

・情報処理

Stillings, N. A., Feinstein, M. H., Garfield, J. L. and et al.：Cognitive Science. An Introduction. The MIT press, Massachusetts, 1987.（海保博之ほか訳　認知科学通論。新曜社、東京、1991.）

阿部純一、桃内佳雄、金子康明ほか：人間の言語情報処理。サイエンス社、東京、1994.

橋田浩一、大津由紀雄、田窪行則ほか：言語。岩波講座、認知科学7。岩波書店、東京、1995.

Kay, J., Lesser, R. and Coltheart, M.：Psycholinguistic assessments of language processing in aphasia (PALPA): an introduction. Aphasiology, 159-215, 1996.

大島　尚編：認知科学。新曜社、東京、1986.

Rumelhart, D. E., McClland, J. M. and the PDP Research Group：Parallel Distributed Processing, The MIT press, Massachusetts, 1986.（甘利俊一監訳　PDPモデル。産業図書、東京、1989.）

〔第二章〕

・音声、話し言葉

Denes, P. B., Pinson, E. N.：The Speech Chain. Bell Telephone Laboratories, 1963.（切替一郎ほか監修、神山五郎ほか訳　話しことばの科学。東京大学出版会、東京、1966.）
服部四郎：音声学。岩波書店、東京、1984.
Miller, G. A.：Language and Speech. W. H. Freeman and Company, San Francisco, 1981.（無藤隆ほか訳　入門　ことばの科学。誠信書房、東京、1983.）
笹沼澄子編：リハビリテーション医学全書11　言語障害　第2版。医歯薬出版株式会社、東京、2001.

・漢字・仮名

Sasanuma, S.：Acquired dyslexia in Japanese: clinical feature and underlying mechanisms. In M. Coltheart, K. Patterson and C. Marshall (Eds), Deep Dyslexia (2nd. ed.), pp. 48-90, Routledge & Kegan Paul, London, 1987.
Paradis, M., Hagiwara, H. and Hildebrandt, N.：Neurolinguistic Aspects of The Japanese Writing System. Academic Press, New York, 1985.

・言語学

伊藤武彦、田原俊司、朴　媛淑：文の理解にはたす助詞の働き―日本語と韓国語を中心に―。風間書房、東京、1993.
今井邦彦編：チョムスキー小辞典。大修館書店、東京、1986.
小嶋知幸、宇野　彰、餅田亜希子ほか：失語症者の助詞選択に関する計量国語学的検討(1)―名詞と助詞の結びつきを中心に―。失語症研究15、249-261, 1995.
国立国語研究所：話しことば　文脈付き用語索引(1)―『言語生活』録音機欄データ―。日本マイクロ写真、東京、1987.
国立国語研究所：分類語彙表（二八版）。秀英出版、東京、1990.
郡司隆男：自然言語。日本評論社、東京、1994.
餅田亜希子、小嶋知幸、中野 洋ほか：失語症者の助詞選択に関する計量国語学的検討(2)－助詞と動詞の結びつきを中心に－。失語症研究15、329-337,1995.
長尾 真、黒橋禎夫、佐藤理史ほか：言語情報処理。岩波講座 言語の科学9、岩波書店、東京、1998.
田窪行則、前川喜久雄、窪薗春夫ほか：音声。岩波講座 言語の科学2、岩波書店、東京、1998.
田窪行則、稲田俊明、中島平三ほか：生成文法。岩波講座 言語の科学6、岩波書店、東京、1998.
奥津敬一郎、沼田善子、杉本 武：いわゆる日本語助詞の研究。凡人社、東京、1986.

・右脳

Code, C.: Language, Aphasia and the Right Hemisphere. John Wiley and Sons, 1987.（福井圀彦ほか監訳 言語と失語と右半球。中央洋書出版部、東京、1990.）
杉下守弘編著：右半球の神経心理学。朝倉書店、東京、1991.

〔第三章〕

・大脳の機能局在、利き手など

久保田 競：左右差の起源と脳。朝倉書店、東京、1991.
Penfield, W. and Rasmussen, T.: The Cerebral Cortex of Man. Macmillan, New York, 1950.
Penfield, W. and Roberts L.: Speech and Brain-Mechanisms. Prinston University Press, Prinston, 1959.（上村忠雄ほか訳 言語と大脳。誠信書房、東京、1965.）

時実利彦：目で見る脳。東京大学出版会、東京、1969.

・失語症の予後、長期経過など

福迫陽子、物井寿子：失語症者の言語訓練経過（Ⅰ）―タイプおよび年齢による差異について―。音声言語医学25、295-307, 1984.

福迫陽子、物井寿子：失語症者の言語訓練経過（Ⅱ）―言語訓練後症状の変化がプラトーに達した症例について―。音声言語医学25、308-320, 1984.

長谷川恒雄、岸久　博、重野幸次ほか：失語症評価尺度の研究―標準失語症検査（ＳＬＴＡ）の総合評価法。失語症研究４、638-646, 1984.

加藤正弘：失語症の長期経過。慶應医学73、9-17, 1996.

Halliday, M. A. and Hasan, R.：Cohesion in English, Longman, London, 1976.

Kertesz, A.：Aphasia and Associated Disorders. Grune & Stratton, New York, 1979（横山　巌ほか監訳　失語症と関連障害。医学書院、東京、1982.）

Lenneberg, E.：Biological Fundations of Language. Wiley, New York, 1976.

佐野洋子：失語症者の求める援助とは。音声言語医学31、412-425, 1991.

佐野洋子、宇野　彰、加藤正弘ほか：広範病巣失語症例の長期経過。失語症研究11、221-229, 1991.

佐野洋子、宇野　彰、加藤正弘ほか：ＳＬＴＡ成績にみる失語症状到達レベル。失語症研究12、323-336, 1992.

佐野洋子、加藤正弘、宇野　彰ほか：レンズ核および視床損傷例の失語症状の経過。失語症研究13、296-305, 1993.

佐野洋子、加藤正弘、小嶋知幸：失語症状の長期経過。失語症研究16、123-133, 1996.

佐野洋子：失語症状の経過と社会復帰。ブレインナーシング春季増刊、48-58, 1996.
綿森淑子：失語症の長期予後と発症時年齢―長期経過後の言語機能および非言語機能について―。音声言語医学23、227-243,1982.

・大脳の機能回復
黒田洋一郎：ボケの原因を探る。岩波書店、東京、1992.
黒田洋一郎：脳の高次機能修復と再生のメカニズム。失語症研究16、113-120,1995.
黒田洋一郎：アルツハイマー病。岩波書店、東京、1998.

〔第四・五・六章〕
・失語症の検査、訓練教材など
長谷川恒雄：失語症評価尺度の研究。失語症研究14、638-646, 1984.
日本失語症学会ＳＬＴＡ小委員会マニュアル改訂部会：標準失語症検査。新興医学出版社、東京、1997.（鳳鳴堂書店、1975の改訂版）
ＷＡＢ失語症検査（日本語版）作製委員会代表杉下守弘：ＷＡＢ失語症検査日本語版。医学書院、東京、1986.
笹沼澄子ほか：失語症の言語治療。東京、医学書院、1978.
日本失語症学会失認症検査法検討委員会：標準高次視知覚検査。新興医学出版社、東京、1998.
日本失語症学会高次動作性検査法作製小委員会：標準高次動作性検査。新興医学出版社、東京、1999.（医学書院、東京、1985の改訂版）
J.C.Raven: Coloured Progressive Matrices. Oxford Press, Oxford, 1976.

根本進：クリちゃん。さ・え・ら書房、東京、1978.

〔第七章〕

小嶋知幸、宇野　彰、加藤正弘：失語症者におけるコミュニケーション補助手段の有効性について―コミュニケーションノートの活用を中心に―。音声言語医学32、360-370,1991.
Kübler-Ross, E.: On Death and Dying. Macmillan, New York, 1969.（川口正吉訳　死ぬ瞬間―死にゆく人々との対話。読売新聞社、東京、1975.）
大田仁史：芯から支える。荘道社、東京、1994.
全国失語症友の会連合会：失語症便覧（1994年版）。全国失語症友の会連合会、東京、1995.

あとがき

私たち人間は、一日でも「言葉」を使うことなく生活できるであろうか。

今から三〇年以上も前のことになるが、国際学会でフランスに行ったときのことを思い出す。当時のフランスは現在と違って、観光地をはずれると、ホテルでも英語がほとんど通じないことがあった。英語と片言のドイツ語しかできない筆者は、ホテルのフロントの人に、英語で話をしてみてもいっこうに埒《らち》があかない、相手の人の話もまったくわからない、説明のパンフレットを見せられても意味は理解できない、文字を書いて質問することもできないという、ほとほと困り果てる経験をした。「言葉」が機能しないということの歯がゆさと不安を嫌というほど味わった。

「おはよう」「今日はあいにくの天気ですね」などのごく簡単な会話すら人と交わすことができないことのもどかしさ、味気なさや、言葉がわれわれの生活の中でどのような役割を果たしているのかについて、日常意識することは少ないが、このように、もし見知らぬ外国で一人旅をするというような事態に遭遇したら、人は否応なしに言葉の持つ重大な役割を意識しないではいられないだろう。何日も自分の国の言葉で話をしていないと、無性に話し相手が欲しくなって、友人に電話をかけてみたり、あるいはその日の感動や困ったことなどを言葉で書いておきたい衝動にかられるのではないだろうか。あるいは、母国語で書かれた新聞や雑誌がとても読みたくなったりするかもしれない。

人間にとって言葉とは、話し言葉や文字といったコミュニケーションの手段であるだけではない。自分の周りの世界を認識し、記憶し、分析し、判断するために不可欠なもの、さらに言い換えると、人間の存在が拠って立つ根本的基盤なのである。

失語症から回復した人が、発症当時を振り返って、「あのときは本当に、心がまっ白になっていました」とおっしゃっていたことがある。「心がまっ白になる」ことの意味をここまでお読みいただいた方には、充分ご理解いただけたことと思う。

失語症者は、言葉という人間存在の根幹を突然見失うことにより、家庭から、社会から、そして世界から孤立していく。失語症者を抱えた家族もまた社会から孤立し、失語症者と同様の深い淵に落ちていく。言葉は人間にとって、単にコミュニケーションの道具にとどまらない、自分の存在を根本から支えているものであることに、人は言葉を失って初めて気付くのである。失語症となり、自己の存在に確信が持てなくなった不安と孤独に、われわれは思いを致すべきであろう。

失語症研究の歴史は古く長いが、その治療は今世紀後半になって普及したもので短い歴史を持つに過ぎない。臨床医学の進歩にはここ一〇〇年の間にまことに刮目《かつもく》すべきものがあるが、残念なことに脳の機能、特に記憶力や学習力などを有意に増強する作用を持つ薬物はいまだ実用化されていない。飲むだけで物覚えがよくなったり判断力が向上したりする薬ができたなら、教育制度にも大変革が起きることであろう。近年、アルツハイマー型や脳血管型の痴呆と診断された患者さんに薬物を使用して、短期記憶テストの成績が多少向上するとの薬の有効性を主張する報告も出されてはいるものの、実際に使用してみると、その有効性はまことに微々たるものである。脳血管障害の初期に使用すれば、脳の神経細胞の死滅を減少させる効果のある薬や治療法は開発されてきたが、発症後三ヵ月も経過した後から、継続的に神経細胞の機能を向上させ続ける作用のある薬物はいまだ開発されていないのが実状である。したがって薬物療法は、失語症の治療の中心にはなりえないわけである。

このため急性期の自然回復を過ぎた失語症の回復には言語訓練が基本となる。教育、学習に王道がないように、「言語訓練」にも王道はない。失語症者の示す言語機能の障害は千差万別である。個々の失語症状に応じたもっとも効果的な訓練方法を開発することが、言語訓練に携わる者の義務である。言葉の回復には全人的な復権がかかっているのだから。

まえがきにも述べた通り、本書は江戸川病院リハビリテーション科言語室の小嶋知幸氏の支援なくしては書き上げることはできなかったものであり、心からお礼を申し上げる。併せて、江戸川病院のリハビリテーション科言語室の諸氏、ならびに三〇余年にわたり絶えずご指導くださった伊豆韮山温泉病院名誉院長長谷川恒雄先生に感謝の意を表したい。

また、出版の機会を与えてくださり、すべての局面で的確な指針を教示し、執筆を励まし続けてくださった日本放送出版協会の石浜哲士氏に心から厚くお礼申し上げたい。

本書を通じて失語症者とその家族の方々の奥深い心の悩みと、それでもなお希望を失わずに立ち上がろうとする人間存在の素晴らしさが、ほんの少しでも読者諸兄に伝わったなら望外の喜びである。現在は、言語の障害のためのリハビリテーションに関わる社会的な体制がきわめて不整備のままであり、社会が失語症者のこのような深い苦しみを支えられる状況にはほど遠い。一人でも多くの方に失語症という障害を理解していただき、みんなで失語症者をしっかりと支え、共に生きていく「言葉のバリアフリー社会」が実現することを祈って筆をおきたい。

加藤正弘

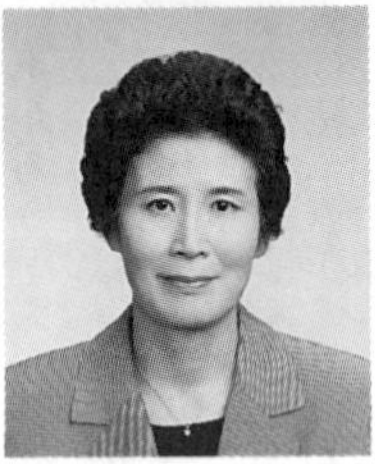

佐野洋子――さの・ようこ

●1944年生まれ。1966年東京大学医学部保健学科卒業。言語聴覚士として、伊豆韮山温泉病院を経て、現在、江戸川病院リハビリテーション科顧問。専門は、失語症を中心とする高次大脳機能障害の臨床と研究。
●著書に『言語聴覚療法　臨床マニュアル』（共著、協同医書出版社）『失語症のリハビリテーション』（全日本病院出版会）などが、主要論文に「失語症者の求める援助とは」「失語症者の長期経過」「失語症の経過と社会復帰」などがある。

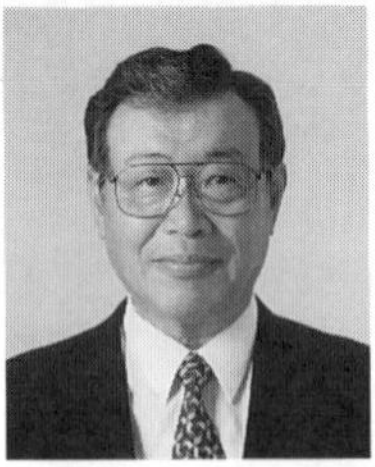

加藤正弘――かとう・まさひろ

●1935年生まれ。1960年慶應義塾大学医学部卒業。1965年アメリカのウェイク・フォレスト大学留学。伊豆韮山温泉病院、慶應義塾大学を経て、1986年に社会福祉法人仁生社理事長、江戸川病院院長に就任。現名誉院長。日本高次脳機能障害学会元理事長。専門は、神経内科とリハビリテーション。
●共著書に『神経内科学』（日本医事新報社）『精神機能評価』（医歯薬出版株式会社）、監修に『失語症の障害メカニズムと訓練法』（新興医学出版社）『失語症のすべてがわかる本』（講談社）などがある。

©2014

第2刷　2016年7月19日
第1版発行　2014年6月20日

脳が言葉を取り戻すとき

失語症のカルテから

（定価はカバーに表示してあります）

著　者　佐野洋子・加藤正弘

検印省略

発行者　林　峰　子
発行所　株式会社 新興医学出版社
〒113-0033　東京都文京区本郷6丁目26番8号
電話 03（3816）2853　FAX 03（3816）2895

印刷　株式会社藤美社　ISBN978-4-88002-180-5　郵便振替　00120-8-191625